临床医学
影像诊断与实践

LINCHUANG YIXUE
YINGXIANG ZHENDUAN YU SHIJIAN

安红卫　等 主编

U0253835

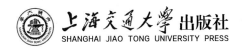

上海交通大学出版社
SHANGHAI JIAO TONG UNIVERSITY PRESS

内容提要

本书在编写上既反映了医学影像学的发展现状，也突出了当前医学影像学的发展趋势，让读者更直观形象地了解到现阶段影像学的最新进展，为临床诊断提供了科学依据。书中针对常见疾病的的影像学检查方法、影像学征象、常见病变的诊断与鉴别诊断等做了详细介绍。本书将基础理论与临床实践相结合，是一本集权威性、前沿性和可操作性于一体的影像学图书，适用于广大影像科医师，也可作为临床医师选择影像检查方法、学习疾病影像表现的参考书。

图书在版编目（CIP）数据

临床医学影像诊断与实践 / 安红卫等主编. --上海 ：上海交通大学出版社，2021

ISBN 978-7-313-25755-0

Ⅰ．①临… Ⅱ．①安… Ⅲ．①影像诊断 Ⅳ. ①R445

中国版本图书馆CIP数据核字（2021）第223515号

临床医学影像诊断与实践
LINCHUANG YIXUE YINGXIANG ZHENDUAN YU SHIJIAN

主　　编：安红卫 等
出版发行：上海交通大学出版社
邮政编码：200030
印　　制：广东虎彩云印刷有限公司
开　　本：710mm × 1000mm 1/16
字　　数：209千字
版　　次：2023年1月第1版
书　　号：ISBN 978-7-313-25755-0
定　　价：198.00元

地　　址：上海市番禺路951号
电　　话：021-64071208
经　　销：全国新华书店
印　　张：12
插　　页：2
印　　次：2023年1月第1次印刷

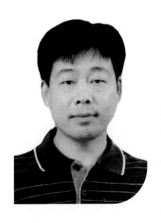

◎安红卫

　　男，1974年生，副主任医师。毕业于济宁医学院临床专业，现担任山东省济宁市兖州区中医医院CT、磁共振科主任，兼任山东中西医结合学会影像学分会委员、山东省老年学与老年医学学会委员、山东省医师协会影像学分会委员。擅长对常见病、疑难病例的CT诊断。曾多次获单位"先进个人""优秀工作者"等荣誉称号。发表论文6篇，出版著作2部。

医学影像诊断学是一门利用各类成像设备对全身疾病作出诊断的医学学科,属于发展比较迅速和前沿的学科。医学影像学主要包括 X 线、CT、MRI、超声、介入放射学等。高科技的飞速发展使医学影像学不再局限于单纯的形态学诊断,已发展为治疗、诊断并重,着眼于功能研究、分子研究的学科。目前,医学影像学不仅能够提供适时、三维、动态的大体影像解剖学信息,而且能够反映疾病分子水平的功能和代谢状态;不仅能够辅助诊断,计划治疗,随访疗效,而且放射介入治疗、核医学治疗、超声介入治疗等也日益成为重要的微创性治疗手段。因此,让广大影像学工作者更好地了解现代医学影像学,合理利用好各种影像诊疗手段,更好地为患者服务,是医学影像学教育中不可忽视的重要任务。作为医学影像学的主要从业者和学科发展的继承者与开拓者,广大影像科医师是实现这一任务的中坚力量。影像科医师的培养,毫无疑问从培训的初始阶段开始就要抓紧抓好。基于上述特点,我们组织有经验的影像科医师共同编写了《临床医学影像诊断与实践》一书。

本书在编写上既反映了医学影像学的发展现状,也突出了当前医学影像学的发展趋势,具有很强的时效性和实用性。书中针对常见疾病的的影像学检查方法、影像学征象和常见病变的诊断与鉴别诊断等做了详细介绍。本书将基础理论与临床实践相结合,内容丰富,详略得当,条理清晰,是一本集权威性、前沿性和可操作性于一体的影像学图书,适用于广大影像科医师,也可作为临床医师选择影像检查方法、学习疾病影像表现的参考书。

在编写过程中,我们秉承精益求精的作风,尽可能地为读者呈现影像学领域知识的精华。然而,由于影像学发展日新月异,加之众多编者写作风格不同且编写时间有限,书中难免会存在疏漏和不足之处,望广大读者不吝指正。

《临床医学影像诊断与实践》编委会
2021 年 7 月

Contents
目录

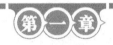

胸部疾病的X线诊断

第一节 气管与支气管疾病

一、气管与支气管炎

（一）概述

气管与支气管炎是由生物、物理、化学刺激或过敏等因素引起的气管与支气管黏膜炎症。临床症状主要为咳嗽和咳痰。可分为急性与慢性两种。

（二）局部解剖

气管起于环状软骨下缘（平第6颈椎体下缘），向下至胸骨角平面（平第4胸椎体下缘），分为左、右主支气管，其分叉处称为气管杈。左主支气管细而长，嵴下角大，斜行。右主支气管短而粗，嵴下角小，走行较直。主支气管进入肺门后，左主支气管分上、下2支，右主支气管分上、中、下3支，进入相应的肺叶，称为肺叶支气管。肺叶支气管再分支即肺段支气管（图1-1）。

（三）临床表现与病理基础

急性气管与支气管炎起病急，通常全身症状较轻，可有发热。初为干咳或少量黏液痰，随后痰量增多，咳嗽加剧，偶伴血痰。听诊可闻及散在的干、湿啰音，咳嗽后减少或消失。呼吸道表现在2～3周消失，如反复发生或迁延不愈，可发展为慢性支气管炎。慢性支气管炎以咳嗽、咳痰为主要症状，患者每年发病持续3个月，连续2年或2年以上，并除外引起慢性咳嗽、咳痰的其他疾病。气管、支气管黏膜充血水肿，淋巴细胞和中性粒细胞浸润；同时可伴纤毛上皮细胞损伤脱落；黏液腺体肥大增生。

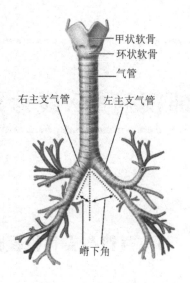

甲状软骨
环状软骨
气管
右主支气管
左主支气管
嵴下角

图 1-1　支气管树解剖

(四)X 线表现

早期 X 线检查为阴性,当病变发展到一定阶段,胸片上可出现某些异常征象,主要表现为肺纹理增多、增粗、增强、紊乱、扭曲及变形。由于支气管增厚,当其走行与 X 线垂直时可表现为平行的线状致密影,即"轨道征"。肺组织的纤维化表现为条索状或网状阴影。弥漫性肺气肿表现为肺野透亮度的增加,肋间隙增宽,心脏垂直,膈低平。小叶中心性肺气肿表现为肺透亮度不均匀,或形成肺大泡。肺组织的纤维化也可导致肺动脉压力过高,累及心脏,使肺动脉段隆突、右心室肥厚增大(图 1-2)。

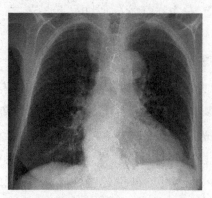

图 1-2　支气管 X 线表现
双肺纹理增多、增强、增粗、紊乱

二、支气管扩张

(一)概述

支气管扩张为较常见的慢性呼吸道疾病,是指支气管管腔超过正常范围的永久性或不可逆转性改变。分先天性和继发性两种,以后者居多。继发性支气管扩张大多继发于急、慢性呼吸道感染和支气管阻塞后,反复发生支气管炎症,致使支气管壁结构破坏,引起支气管异常和持久性扩张。

(二)局部解剖

局部解剖同图1-1。

(三)临床表现与病理基础

临床表现主要为慢性咳嗽、咳大量浓痰、反复咯血、反复肺部感染和慢性感染中毒症状等,其严重度可用痰量估计:轻度,<10 mL/d;中度,10~150 mL/d;重度,>150 mL/d。50%~70%的患者有程度不等的咯血,咯血量与病情严重程度、病变范围有时不一致。患者反复感染常表现为同一肺段反复发生肺炎并迁延不愈。早期或干性支气管扩张可无异常肺部体征,病变重或继发感染时常可闻及下胸部、背部固定而持久的局限性粗湿啰音,有时可闻及哮鸣音。支气管扩张常常是段或亚段支气管管壁的破坏和炎性改变,受累管壁的结构,包括软骨、肌肉和弹性组织的破坏并被纤维组织替代。

肉眼可见支气管壁明显增厚,伴有不同程度的变形,管腔可呈囊、柱状或梭状扩张。扩张的管腔内常有黏液充塞、黏膜明显炎症及溃疡,支气管壁有不同程度的破坏及纤维组织增生。镜下可见支气管壁淋巴细胞浸润或淋巴样结节,黏液腺及淋巴细胞非常明显。支气管黏膜的柱状上皮常呈鳞状上皮化生。支气管壁有不同程度的破坏,甚至不能见到正常结构,仅见若干肌肉及软骨碎片。管壁上有中性粒细胞浸润,周围肺组织常有纤维化、萎陷或肺炎等病理基础。一般炎性支气管扩张多见于下叶。由于左侧总支气管较细长,与气管的交叉角度近于直角,因此痰液排出比右侧困难,特别是舌叶和下叶基底段更是易于引流不畅,导致继发感染,伴随支气管走行的肺动脉可有血栓形成。支气管动脉也可肥厚、扩张。支气管动脉及肺动脉间的吻合支明显增多。病变进展严重时,肺泡毛细血管广泛破坏,肺循环阻力增加,最后可并发肺源性心脏病、甚至心力衰竭。

(四)X线表现

支气管扩张在透视或平片时肺部可无异常表现,有的表现为肺纹理增多、紊乱或呈网状、蜂窝状,还可见支气管管径明显增粗的双轨征或者不规则的杵状致密影。扩张的支气管表现为多发薄壁囊状空腔阴影,其内常有液平面。病变区可有肺叶或肺段范围的肺不张,表现为密度不均的三角致密影,其内可见柱状、囊状透光区及肺纹理聚拢。继发感染时显示小片状和斑点状模糊影,或大片密度增高影,常局限于扩张部位。经治疗可以消退,易反复发作。因此,支气管扩张、肺部感染、肺不张三者常并存,且互为因果(图 1-3)。

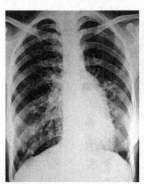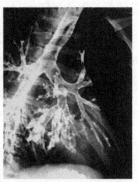

图 1-3　支气管囊状扩张 X 线表现

三、先天性支气管囊肿

(一)概述

先天性支气管囊肿是胚胎发育时期气管、支气管树分支异常的罕见畸形,分为纵隔支气管囊肿、食管壁内囊肿和支气管囊肿。可为单发或多发,大小可从数毫米至一厘米,占据一侧胸廓的 1/3～1/2。

(二)局部解剖

局部解剖同图 1-1。

(三)临床表现与病理基础

婴幼儿的纵隔支气管囊肿可压迫大气道引起呼吸困难、哮鸣或持续性咳嗽,运动时明显加重。一些成人的纵隔支气管囊肿可长到很大而没有症状。出现的症状或体征大多数是由于继发感染引起,或者由囊肿压迫周围组织或器官引起。胚芽发育障碍发生在气管或主支气管分支阶段形成的囊肿。

囊肿位于纵隔内,称为支气管囊肿;发生在小支气管分支阶段的发育障碍形成的囊肿,多数位于肺组织内,称为肺囊肿。支气管肺囊肿多见于下叶,两肺分布均等;纵隔支气管囊肿大多位于隆突附近,通过蒂与一侧支气管相连,通常为孤立性,后纵隔多见,中纵隔次之,上纵隔最少。囊肿为单房或多房,薄壁,内覆呼吸性上皮,通常充满黏液样物质。囊壁可含黏液腺、软骨、弹性组织和平滑肌。

(四)X线表现

1.单发囊肿

单发囊肿一般下叶比上叶多见,而多发囊肿可见于一叶、一侧或者双侧肺。

2.含液囊肿

含液囊肿X线表现呈圆形、椭圆形或分叶状;高密度影,密度均匀,出血者可见钙化;边缘光滑锐利,有时囊壁可见弧形钙化,周围肺组织清晰;深呼、吸气相囊肿形态大小可改变;邻近胸膜无改变。

3.含气囊肿

薄壁环状透亮影,囊肿壁厚度1 mm左右;囊肿越大壁越薄;囊壁内外缘光滑且厚度均匀一致;透视下或呼吸相摄片,可见其大小和形态有改变。囊肿与支气管相通处出现活瓣性阻塞,则形成张力性含气囊,同侧肺纹理受压集中,且被推向肺尖或肋膈区,纵隔向健侧移位;有时含气囊肿内可见有间隔,表现为多房性。

4.液气囊肿

囊肿内可见液气平面;感染后囊壁增厚;反复感染后囊壁可有纤维化改变;并发感染则在其周围可见斑片状浸润影,与周围肺组织发生粘连,其形态不规则;位于叶间胸膜附近的肺囊肿感染时,可见局部叶间胸膜增厚。

5.多发性肺囊肿

多发性肺囊肿多见于一侧肺;多为含气囊肿,大小不等,占据整侧肺时,称为蜂窝肺或囊性肺;少数可见小的液平面,立位可见高低不平的多个液平面;囊壁薄而边缘锐利,感染后囊壁可增厚且模糊;通常伴有胸膜增厚;肺体积减小(图1-4)。

四、气管、支气管异物

(一)概述

气管、支气管异物为临床常见急症。异物可存留在喉咽腔、喉腔、气管和支气管内,引起声嘶、呼吸困难等,右支气管较粗短,故异物易落入右主支气管。本病75%发生于2岁以下的儿童。

(二)局部解剖

局部解剖同图1-1。

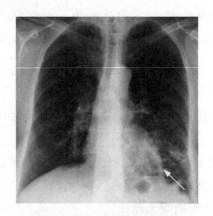

图 1-4 支气管囊肿 X 线表现

左下肺多发囊状影(箭头所示),内见液平面

(三)临床表现与病理基础

异物所在部位不同,可有不同的症状。①喉异物:异物进入喉内时,出现反射性喉痉挛而引起吸气性呼吸困难和剧烈的刺激性咳嗽。如异物停留于喉入口,则有吞咽痛或咽下困难。如异物位于声门裂,大者出现窒息,小者出现呛咳及声嘶、呼吸困难、喉鸣音等。如异物为小膜片状贴于声门下,则可只有声嘶而无其他症状。尖锐异物刺伤喉部可发生咯血及皮下气肿。②气管异物:异物进入气道后立即发生剧烈呛咳,并有憋气、呼吸不畅等症状。随着异物贴附于气管壁,症状可暂时缓解;若异物轻而光滑并随呼吸气流在声门裂和支气管之间上下活动,可出现刺激性咳嗽,闻及拍击音;气管异物可闻及哮鸣音,两肺呼吸音相仿。如异物较大,阻塞气管,可致窒息。此种情况危险性较大,异物随时可能上至声门引起呼吸困难或窒息。③支气管异物:早期症状和气管异物相似,咳嗽症状较轻。呼吸困难程度与异物的部位及阻塞程度有关。大支气管完全阻塞时,听诊患侧呼吸音消失;不完全阻塞时,可出现呼吸音降低。

(四)X 线表现

直接征象为金属、石块及牙齿等不透 X 线的异物在胸部 X 线片上的显影。根据阴影形态可判断为何种异物。正位及侧位胸片能准确定位。密度低的异物在穿透力强的正位胸片、斜位胸片及支气管体层片上引起气道透亮阴影中断。

间接征象为非金属异物在 X 线上不易显示,根据异物引起的间接征象而诊断。

1.气管内异物

异物引起呼气性活瓣梗阻时,发生阻塞性肺气肿,使两肺含气增多。由于吸气时进入肺内的气体比正常情况少,胸腔负压增大,引起回心血量增多,故心脏阴影增大,同时膈肌上升。呼气时因气体不能排出,胸内压力增高,使心影变小,膈肌下降。这些表现与正常情况相反。

2.主支气管异物

(1)一侧肺透光度增高:呼气性活瓣阻塞时患侧透明度升高,肺血管纹理变细。

(2)纵隔摆动:透视或者拍摄呼、吸气相2张对比判断。呼气性活瓣阻塞时纵隔在呼气相向健侧移位,吸气时恢复正常位置。吸气性活瓣阻塞时,纵隔在吸气相向患侧移位,呼气时恢复正常位置。

(3)阻塞性肺炎和肺不张:支气管阻塞数小时后可发生小叶性肺炎,较长时间的阻塞后发生肺不张。阻塞性肺炎表现为斑片状阴影,肺纹理增粗、密集、模糊。肺不张后,肺体积缩小,呈致密阴影。长期肺不张引起支气管扩张和肺纤维化,使阴影的密度不均匀。

(4)其他改变:肺泡因剧烈咳嗽时内压增高而破裂,肺间质内有气体进入,发生间质性肺气肿,气体沿间质间隙进入纵隔而发生纵隔气肿,表现为纵隔旁带状低密度影,继之发生颈部气肿,面、头、胸部皮下气肿。气体从纵隔破入胸腔发生气胸。

3.肺叶支气管异物

早期为阻塞性肺炎,X线表现为反复发生或迁延不愈的斑片状阴影。发生肺不张后肺体积缩小、密度增高,病变发生在相应的肺叶(图1-5)。

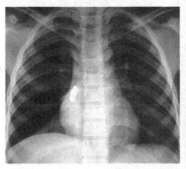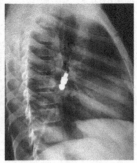

图 1-5　右侧中间段支气管异物 X 线表现

第二节 食管疾病

一、食管平滑肌瘤

(一)概述

食管平滑肌瘤在食管良性肿瘤中最常见(约占 90％)。男性多于女性,男女之比为 2：1。各年龄均有发病,多发于 20～50 岁。多为单发,少数为多发。

(二)局部解剖

食管是咽和胃之间的消化管。食管在系统上起初很短,随着颈部的伸长和心肺的下降而逐渐增长。在发育过程中,食管的上皮细胞增殖,由单层变为复层,使管腔变狭窄,甚至一度闭锁,以后管腔又重新出现。

食管可分为颈段、胸段和腹段。人体食管的颈段位于气管背后和脊柱前端;胸段位于左、右肺之间的纵隔内,通过膈孔与腹腔内腹相连;腹段很短与胃相连。颈部长约 5 cm,其前壁借疏松的结缔组织与气管贴近,后方与脊柱相邻,两侧有颈部的大血管。胸部长为 18～20 cm,前方自上而下依次有气管、左主支气管和心包,并隔心包与左心房相邻。该部上段的左前侧有主动脉弓,主动脉胸部最初在食管的左侧下降,以后逐渐转到食管的右后方。腹部最短,长为 1～2 cm,与贲门相续。食管全长有 3 处狭窄和 3 个压迹。第一处狭窄位于食管的起始处,距切牙约 15 cm;第二处在食管与左主支气管的交叉处,距切牙约 25 cm;第三处在食管穿膈处,距切牙约 40 cm。上述 3 个狭窄常是食管损伤、炎症和肿瘤的好发部位,异物也易在此滞留。食管全长还有 3 处压迹:①主动脉弓压迹为主动脉弓在食管的左前方挤压而成,压迹的大小随年龄而增加;②左主支气管压迹紧靠主动脉弓压迹的下方,与食管第二处狭窄的位置一致,是左主支气管压迫食管的左前壁所致;③左心房压迹长而浅,为左心房向后挤压食管所致,压迹可随体位和心的舒缩而变化(图 1-6)。

(三)临床表现与病理基础

约半数平滑肌瘤患者完全没有症状,是因其他疾病行胸部 X 线检查或胃肠道造影发现的。有症状的也多轻微,最常见的是轻度下咽不畅,很少影响正常饮食。一小部分患者诉疼痛,部位不定,可为胸骨后、胸部、背部及上腹部隐痛,很少剧烈疼痛,可单独发生或与其他症状并发。有1/3左右的患者有消化功能紊乱,表现为胃灼热、反酸、腹胀、饭后不适及消化不良等。个别患者有呕血及黑便等上消化道出血症状,可能因肿瘤表面黏膜糜烂、溃疡所致。

肿瘤呈圆形、椭圆形,也有不规则形状,如螺旋形、生姜形、围绕食管生长呈马蹄形的。食管平滑肌瘤有多个肿瘤的可致整个食管壁增厚,诊断有一定困难。肿瘤质坚韧,多有完整的包膜,表面光滑。主要向腔外生长,生长缓慢,切面呈白色或带黄色。组织切片见分化良好的平滑肌细胞,呈长梭形,边界清楚,瘤细胞呈束状或漩涡状排列,其中混有一定数量的纤维组织,偶尔也可见神经组织。食管平滑肌瘤变为肉瘤的很少。

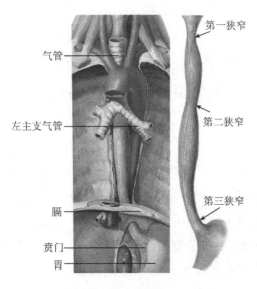

图 1-6　食管解剖

(四)X线表现

食管钡餐造影是检查该病的主要方法之一,①壁间型:肿瘤在腔内或同时向腔外生长,并可同时向两侧生长。切线位肿瘤表现为向腔内凸出的半圆形或分叶状、边缘锐利的充盈缺损,病变区与正常食管分界清楚,呈弧状压迹并呈锐角;正位肿瘤表现为圆形充盈缺损。当钡剂通过后,肿瘤周围被钡剂环绕,在肿瘤上下缘呈弓状或环状影,称为"环形征",为本病的典型表现。②向壁外生长:体积较大,可造成纵隔内软组织肿块,后者与食管内的充盈缺损范围相符,肿块可被误认为纵隔肿瘤。肿瘤区黏膜皱襞撑平消失,可见"涂布征",肿瘤周围黏膜皱襞正常,部分肿瘤表面可见不规则龛影(图 1-7)。纤维食管镜检查是检查该病的重要方法,但食管镜检查给患者带来一定痛苦,且禁忌证较多,一般在钡餐检查确定病变位置但对其良恶性征象不明确时可通过食管镜检查,必要时可取样活检。

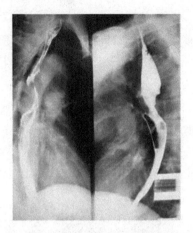

图 1-7　食管平滑肌瘤钡餐造影表现

二、食管癌

(一)概述

食管癌是指食管鳞状上皮或腺上皮的异常增生所形成的恶性病变。其发展一般经过上皮不典型增生、原位癌、浸润癌等阶段。食管鳞状上皮不典型增生是食管癌的重要癌前病变,由不典型增生到癌变一般需要几年甚至十几年。长期不良的生活或饮食习惯可能是导致食管癌发生的元凶。

(二)局部解剖

局部解剖同图 1-6。

(三)临床表现与病理基础

食管癌起病隐匿,早期可无症状。部分患者有食管内异物感,或食物通过时缓慢或有哽噎感。也可表现为吞咽时胸骨后烧灼、针刺样或牵拉样痛。进展期食管癌则常因咽下困难就诊,吞咽困难呈进行性发展,甚至完全不能进食。常伴有呕吐、上腹痛、体重减轻等症状。病变晚期因长期摄食不足可伴有明显的营养不良、消瘦、恶病质,并可出现癌转移、压迫等并发症。

早期食管癌可分为隐伏型、糜烂型、斑块型和乳头型,其中以斑块型为最多见。中晚期食管癌可分为 5 型,即髓质型、蕈伞型、溃疡型、缩窄型和未定型。我国食管癌中约 90％为鳞状细胞癌,少数为腺癌。

(四)X 线表现

食管钡餐造影对食管癌有较特异性征象,因此诊断率较高。增生型以充盈缺损为主;浸润型以环形狭窄为主要征象;溃疡型多见不规则龛影;混合型则具有多种特征。检查时常见病变近端扩张,破入纵隔或与支气管相通者,可见累及部位的相关影像学改变。早期食管癌 X 线表现为食管黏膜皱襞紊乱、中断,管壁局限性僵硬、蠕动中断,钡剂流经时速度减慢,病变处出现小的充盈缺损及小龛影等;较晚期食管癌 X 线表现为食管较明显不规则狭窄,黏膜紊乱、中断及破坏消失,充盈缺损明显及形态多样的龛影(图 1-8～图 1-11)。

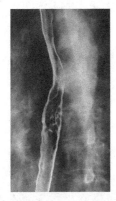

图 1-8　早期食管癌(小结节积簇型)钡餐造影表现

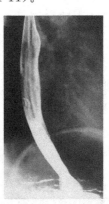

图 1-9　隆起型早癌钡餐造影表现

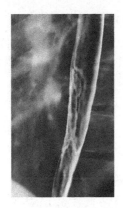

图 1-10　溃疡型早癌钡餐造影表现

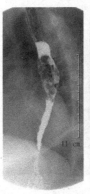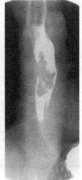

图 1-11　进展期食管癌(肿块型)钡餐造影表现

三、食管炎性疾病

(一)概述

食管炎是指食管黏膜浅层或深层组织由于受到不正常的刺激,食管黏膜发生水肿和充血而引发的炎症。可分为原发性食管炎与继发性食管炎。按病理学可分为急性食管炎和慢性食管炎。

1.急性食管炎

(1)单纯性卡他性炎:常因食入刺激性强的或高温食物引起。

(2)化脓性炎:多继发于食管憩室引起的食物潴留、腐败、感染,或形成脓肿,或沿食管壁扩散造成蜂窝织炎,进而可继发纵隔炎、胸膜炎与脓胸。

(3)坏死性食管炎:强酸强碱等化学腐蚀剂可造成食管黏膜坏死及溃疡形成,愈合后可引起瘢痕狭窄。此外,还可由某些传染病如伤寒、猩红热、白喉等的炎症病变波及食管黏膜所致。

2.慢性食管炎

(1)单纯性慢性食管炎:常由于长期摄入刺激性食物,重度吸烟,食管狭窄致食物潴留与慢性淤血等引起。病理变化常呈现为食管上皮局限性增生与不全角化,还可形成黏膜白斑。

(2)反流性食管炎:是由于胃液反流至食管,引起食管下部黏膜的慢性炎性改变。

(3)Barrett食管炎:慢性反流性食管炎可引起食管下段黏膜的鳞状上皮被胃黏膜柱状上皮所取代,成为 Barrett 食管,该处可发生溃疡或癌变(Barrett 食管腺癌)。

(二)局部解剖

局部解剖同图 1-6。

(三)临床表现与病理基础

食管炎的症状主要是以吞咽疼痛和困难、心口灼热及胸骨后疼痛居多,当食管炎严重时可引起食管痉挛及食管狭窄。急性腐蚀性食管炎是因吞服了强酸、强碱等化学腐蚀剂而造成食管严重损伤所引起的炎症。早期症状为流涎、呕吐、发热及吞咽疼痛和困难,胸骨后和剑突下疼痛,约 2 周上述症状逐渐消失,烧伤后期(约 1 个月后)再度出现吞咽困难,并有逐渐加重的趋势,出现部分或完全性食管梗阻。同时可能伴有咳嗽、发热等呼吸道吸入性感染的症状。

食管黏膜接触腐蚀剂后,数小时至 24 小时内产生急性炎症反应,黏膜高度水肿,表面糜烂,多伴渗出物、出血及坏死组织,由于组织高度水肿和痉挛等造成食管早期梗阻。水肿一般在 3 天后开始消退,数天至 2～3 周为炎症反应消退时期,3 周后开始瘢痕形成,食管逐步收缩变窄,可造成食管狭窄,严重者食管壁全部被纤维组织代替,并与周围组织粘连。

临床表现通常为胸骨后或心窝部疼痛,轻者仅为灼热感,重者为剧烈刺痛。疼痛常在食物通过时诱发或加重,有时头低位(如躺下或向前弯腰)也能使疼痛加重。疼痛可放射至背部。早期由于炎症所致的局部痉挛,可出现间歇性咽下困难和呕吐。后期由于纤维瘢痕所致的狭窄,可出现持续性吞咽困难和呕吐。

病理改变急性期为黏膜充血、水肿,易出血,形成糜烂和表浅溃疡;慢性期病变可深达肌层,引起黏膜下层纤维组织增生,黏膜面可呈轻度息肉样变。纤维收缩可形成食管腔狭窄和食管缩短。

(四)X 线表现

1.急性食管炎

X 线检查应在急性炎症消退后,患者能吞服流食方可做食管造影检查。如疑有食管瘘或穿孔,造影剂可流入呼吸道,最好采用碘油造影。急性食管炎依据病变发展分为如下几期。①急性期(1～3 天):因黏膜水肿、出血,管壁蠕动减弱或消失,可产生阵发性痉挛。因黏膜脱落,造影剂在黏膜面附着不好,并可见不规则浅钡斑。②中期(3～10 天):食管呈收缩、狭窄状态,不能扩张。可见多发浅或深溃疡,黏膜皱襞紊乱。③晚期:主要表现为管腔狭窄,其范围一般较长,也可以生理性狭窄部位为主,造影剂难以通过。食管缩短,狭窄以上可见扩张。狭窄部分可见溃疡龛影或有假性憩室形成(图 1-12)。

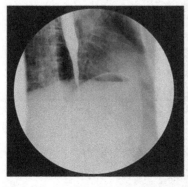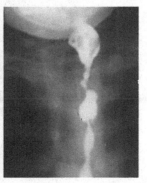

图 1-12　腐蚀性食管炎 X 线表现

2.慢性食管炎

反流性食管炎早期食管钡餐造影可能无明显异常,或可见食管下段轻微痉挛改变,偶见锯齿状第三收缩波,可见黏膜充血、水肿。中期,黏膜表面糜烂,出现浅表溃疡,食管壁毛糙,可见针尖状钡点、小龛影。晚期,可出现食管管腔狭窄,狭窄段与正常段分界不清,管壁不光整、僵硬,部分可出现滑动性食管裂孔疝征象(图 1-13、图 1-14)。胃-食管闪烁显像表现:此法可估计胃-食管的反流量。在患者腹部缚上充气腹带,空腹口服含有 300 μCi ^{99m}Tc-Sc 的酸化橘子汁溶液 300 mL(内含橘子汁 150 mL 和 0.1 mol/L 盐酸溶液 150 mL),并再饮冷开水 15～30 mL 以清除食管内残留试液,直立显像。正常人 10～15 分钟后胃以上部位无放射性存在否则则表示有胃食管反流存在。此法的敏感性与特异性约为 90%。

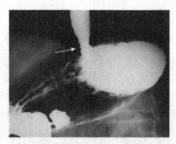

图 1-13　反流性食管炎钡餐造影表现(箭头所示)

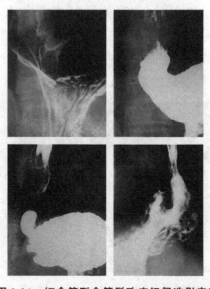

图 1-14　短食管型食管裂孔疝钡餐造影表现

第三节 胸 膜 疾 病

一、胸膜炎

(一)概述

胸膜炎又称"肋膜炎",是胸膜的炎症。胸膜炎是致病因素(通常为病毒或细菌)刺激胸膜所致的胸膜炎症。胸腔内可有液体积聚(渗出性胸膜炎)或无液体积聚(干性胸膜炎)。炎症消退后,胸膜可恢复至正常,或发生两层胸膜相互粘连。由多种病因引起,如感染、恶性肿瘤、结缔组织病、肺栓塞等。

(二)局部解剖

胸膜是衬覆于胸壁内面、膈上面、纵隔两侧面和肺表面等处的一层浆膜。被覆于胸壁内面、纵隔两侧面和膈上面及突至颈根部等处的胸膜部分称壁胸膜。壁胸膜依其衬覆部位的不同分为以下四部分。

1.肋胸膜

肋胸膜是衬覆于肋骨、胸骨、肋间肌、胸横肌及胸内筋膜等诸结构内面的浆膜。其前缘位于胸骨后方,后缘达脊柱两侧,下缘以锐角反折移行为膈胸膜,上部移行为胸膜顶。膈胸膜覆盖于膈上面,与膈肌紧密相贴、不易剥离。纵隔胸膜衬覆于纵隔两侧面,其中部包裹肺根并移行为脏胸膜,纵隔胸膜向上移行为胸膜顶,下缘连接膈胸膜,前、后缘连接肋胸膜。胸膜顶是肋胸膜和纵隔胸膜向上的延续,突至胸廓入口平面以上,与肺尖表面的脏胸膜相对,在胸锁关节与锁骨中、内1/3交界处之间,胸膜顶高出锁骨上方1～4 cm。经锁骨上臂丛麻醉或针刺时,为防止刺破肺尖,进针点应高于锁骨上4 cm。

2.脏胸膜

脏胸膜是贴附于肺表面,并伸入至叶间裂内的一层浆膜。因其与肺实质连接紧密故,又称肺胸膜。

3.胸膜腔

胸膜腔是指脏、壁胸膜相互移行,二者之间围成的封闭的胸膜间隙,左、右各一,呈负压。胸膜腔实际是个潜在的间隙,间隙内仅有少许浆液,可减少摩擦。

4.胸膜隐窝

胸膜隐窝是不同部分的壁胸膜返折并相互移行处的胸膜腔,即使在深吸气时,肺缘也达不到其内,故名胸膜隐窝。主要包括肋膈隐窝、肋纵隔隐窝和膈纵隔隐窝等。

(1)肋膈隐窝左右各一,由肋胸膜与膈胸膜返折形成,是所有胸膜隐窝中位置最低、容量最大的部位。其深度可达两个肋间隙,胸膜腔积液常先积存于肋膈隐窝。

(2)肋纵隔隐窝位于心包处的纵隔胸膜与肋胸膜相互移行处,因左肺前缘有心切迹,所以左侧肋纵隔隐窝较大。

(3)膈纵隔隐窝位于膈胸膜与纵隔胸膜之间,因心尖向左侧突出而形成,故该隐窝仅存在于左侧胸膜腔(图 1-15)。

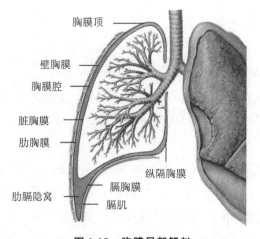

图 1-15　胸膜局部解剖

(三)临床表现与病理基础

胸膜炎最常见的症状为胸痛。胸痛常突然出现,程度差异较大,可为不明确的不适或严重的刺痛,可仅在患者深呼吸或咳嗽时出现,亦可持续存在,并因深呼吸或咳嗽而加剧。亦可表现为腹部、颈部或肩部的牵涉痛。胸膜炎可使胸膜充血、水肿,白细胞浸润并有多数内皮细胞脱落,胸膜面失去其原来的光泽。胸膜纤维蛋白渗出,致使胸膜增厚粗糙。

(四)X 线表现

急性期主要表现为胸腔内有游离积液或包裹性积液,部分患者并发支气管胸膜瘘则可见气液平面。积液量少时可见肋膈角变钝。慢性期主要表现为胸膜增厚、粘连,甚至钙化,使患侧肋间隙变窄,胸廓塌陷,纵隔移向患侧,横膈上升。胸膜钙化时在肺野边缘呈片状、不规则点状或条状高密度影。包裹性胸膜炎时,胸膜钙化可呈弧线形或不规则环形(图1-16)。

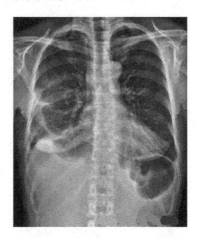

图 1-16　胸膜炎 X 线表现

二、胸膜间皮瘤

(一)概述

胸膜间皮瘤为胸膜的原发性肿瘤,是来源于脏层、壁层、纵隔或横膈四部分胸膜的肿瘤。国外发病率高于国内,各为 $0.07\%\sim0.11\%$ 和 0.04%。病死率占全世界所有肿瘤的 1% 以下,近年有明显上升趋势。50 岁以上多见,男女之比为 $2:1$。该病与石棉接触有关。目前,恶性型尚缺乏有效的治疗方法。

(二)局部解剖

局部解剖同图 1-15。

(三)临床表现与病理基础

局限型患者可无明显不适或仅有胸痛、活动后气促;弥漫型患者有较剧烈的胸痛、气促、消瘦等。患侧胸廓活动受限,饱满,叩诊浊音,呼吸音减低或消失,可有锁骨上窝及腋下淋巴结肿大。由于间皮瘤细胞形态的多样性,光镜下恶性间皮瘤组织学分型尚不统一。世界卫生组织曾将弥漫性恶性间皮瘤分为上皮型、肉瘤型和混合型。电镜检查示瘤细胞表面及瘤细胞内腔面有细长的蓬发样微绒毛,胞质内丰富的张力微丝及糖原颗粒,有双层或断续的基膜。瘤细胞间有较多的桥粒为恶性间皮瘤的超微结构特征。

(四)X线表现

X线检查难以显示小的病灶,有时仅可见胸腔积液。病变较大时可以显示突入肺野的结节,呼吸时随肋骨运动(图1-17)。

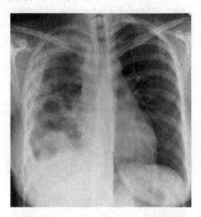

图1-17　胸膜间皮瘤X线表现

三、气胸与液气胸

(一)概述

气胸是指气体进入胸膜腔,造成积气状态,称为气胸。通常分为三大类:自发性气胸、创伤性气胸和人工气胸。自发性气胸是由于肺部疾病使肺组织和脏层胸膜破裂,或由于靠近肺表面的微小泡和肺大疱破裂,肺和支气管内的空气进入胸膜腔所致。液气胸则是指气胸的同时伴有胸腔内积水。

(二)局部解剖

局部解剖同图1-15。

(三)临床表现与病理基础

气胸起病大多急骤,典型症状为突发胸痛、继而胸闷或呼吸困难,并可有刺激性干咳。也有发病缓慢,甚至无自觉症状者。部分患者发病前有用力咳嗽、持重物、屏气或剧烈活动等诱因,也有不少患者在正常活动或安静休息时发病。症状轻重取决于起病急缓、肺萎缩程度、肺原发疾病及原有心肺功能状况等。胸体征视积气多少而定。少量气胸可无明显体征,气体量多时患侧胸部饱满,呼吸运动减弱,触觉语颤减弱或消失,叩诊鼓音,听诊呼吸音减弱或消失。肺气肿并发气胸的患者虽然两侧呼吸音都减弱,但气胸侧减弱更明显。大量气胸时纵隔向健侧移位。右侧大量气胸时肝浊音界下移,左侧气胸或纵隔气肿时在左胸骨缘处听到与心跳一致的咔嗒音或高调金属音。当患者出现发绀、大汗、严重气促、心动过速和低血压时,应考虑存在张力性气胸。

(四)X 线表现

X 线检查可对气胸及液气胸做出诊断,并可判断肺组织被压缩的程度。气胸区无肺纹理,为气体密度。少量气胸时,气胸区呈线状或带状,可见被压缩肺的边缘,呼气时显示较清楚。大量气胸时,气胸区可占据肺野的中外带,内带为压缩的肺,呈密度均匀的软组织影。同侧肋间隙增宽,横膈下降,纵隔向健侧移位,对侧可见代偿性肺气肿(图 1-18)。

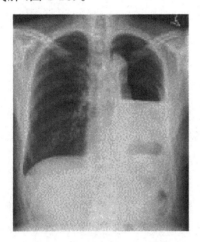

图 1-18 液气胸 X 线表现

第四节 肺部先天性疾病

一、先天性肺发育不全

(一)概述

先天性肺发育不全可根据其发生程度分为 3 类。①肺未发生:一侧或双侧肺缺如;②肺未发育:支气管原基呈一终端盲囊,未见肺血管及肺实质;③肺发育不全:可见支气管、血管和肺泡组织,但数量和(或)容积减少。患者可能伴发肺血管及其他畸形病变。先天性肺发育不全的主要原因可能是胸内肺生长发育的有效容量减少,最常见的原因是膈疝一侧膈肌不能关闭,腹腔脏器疝进入胸腔,从而影响肺的发育。

(二)局部解剖

肺位于胸腔内,在膈肌的上方、纵隔的两侧。肺的表面被覆脏胸膜,透过胸膜可见许多呈多角形的小区,称肺小叶,其发炎时称小叶性肺炎。正常肺呈浅红色,质柔软呈海绵状,富有弹性。成人肺的重量约等于自己体重的 1/50,男性平均为 1 000~1 300 g,女性平均为 800~1 000 g。健康男性成人两肺的空气容量为 5 000~6 500 mL,女性小于男性。

两肺外形不同,右肺宽而短,左肺狭而长。肺呈圆锥形,包括一尖、一底、三面、三缘。肺尖钝圆,经胸廓上口伸入颈根部,在锁骨中内 1/3 交界处向上突至锁骨上方达 2.5 cm。肺底位于膈肌上面,受膈肌压迫肺底呈半月形凹陷。肋面与胸廓的外侧壁和前、后壁相邻。纵隔面即内侧面,与纵隔相邻,其中央有椭圆形凹陷,称肺门。膈面即肺底,与膈肌相毗邻。前缘为肋面与纵隔面在前方的移行处,前缘角锐利,左肺前缘下部有心切迹,切迹下方有一突起称左肺小舌。后缘为肋面与纵隔面在后方的移行处,位于脊柱两侧的肺沟中。下缘为膈面与肋面、纵隔面的移行处,其位置随呼吸运动而显著变化。

肺借叶间裂分叶,左肺的叶间裂为斜裂,由后上斜向前下,将左肺分为上、下2 叶。右肺的叶间裂包括斜裂和水平裂,它们将右肺分为上、中、下 3 叶。肺的表面有毗邻器官压迫形成的压迹或沟。如两肺门前下方均有心压迹;右肺门后方有食管压迹,上方是奇静脉沟;左肺门上方毗邻主动脉弓,后方有胸主动脉(图 1-19)。

(三)临床表现与病理基础

本病严重患者出生后即死亡。主要表现为呼吸困难,甚至呼吸窘迫,以及长期反复呼吸道感染,体检可见患侧胸廓塌陷,活动度减弱,叩诊呈浊音,听诊呼吸音减低或消失,患者可伴有其他先天性畸形的临床表现,如肾功能不全等。病情轻微者可能无明显临床症状或仅于常规胸部 X 线检查时发现。

(四)X 线表现

肺的发育异常通常表现为患侧片状、密度均匀增高影,无肺纹理,患侧膈肌抬高,肋间隙变窄,纵隔偏向患侧;健侧代偿性肺气肿,血管纹理增粗。按肺的发育状况具体分为如下几种。①一侧肺不发育:患侧胸腔无含气肺组织及支气管影,纵隔向患侧移位,健侧肺代偿气肿或伴发肺纵隔疝;②一侧肺发育不全:患侧部分肺膨胀不全,或呈均匀致密影,纵隔向患侧移位;③肺叶发育不全:肺内密实影,尖端指向肺门,支气管造影可见支气管扩张(图 1-20)。

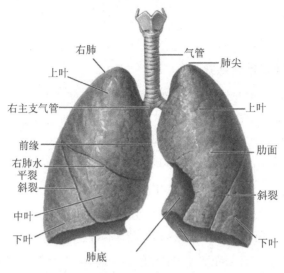

标注	标注
右肺	气管
上叶	肺尖
右主支气管	上叶
前缘	肋面
右肺水平裂	
斜裂	斜裂
中叶	
下叶	下叶
肺底	

图 1-19　肺局部解剖

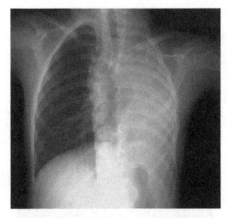

图 1-20　先天性肺发育不全 X 线表现

二、肺隔离症

(一)概述

肺隔离症是一种先天畸形,指没有功能的胚胎性、囊肿性肺组织从正常肺隔离出来。一般不与呼吸道相通,供血动脉来自主动脉(胸主动脉或腹主动脉分支)。可分为 2 型:即叶内型及叶外型,叶内型较多见,病肺与其邻近正常肺组织被同一脏层胸膜所覆盖,可发生在任何肺叶内,但多见于肺下叶。尤以左侧后基底段为多。叶外型较少见,病变位于其邻近正常肺组织的脏层胸膜外,多数位于左肺下叶与横膈之间。

(二)局部解剖

局部解剖同图 1-19。

(三)临床表现与病理基础

病肺初始阶段可不与正常支气管相通,可无任何症状,仅在 X 线检查时发现胸内有肿块状阴影。可出现咳嗽、咳痰、发热和反复肺感染等症状。肺隔离症是肺的发育畸形,部分肺组织与主体肺分隔,并形成无功能囊性肿块。可分为叶内型和叶外型 2 种,叶内型即病肺周围是正常肺组织,二者有共同的胸膜包裹,与正常支气管系统相通,并有来自体循环的异常动脉,本型约 60% 位于左侧,几乎均在下叶的后基底段。叶外型者病变部分有自身的胸膜,也有来自体循环的异常动脉,多在肺下韧带内,同时有肺动脉、肺静脉回流至奇静脉、半奇静脉和门脉系统,病变部位的支气管与正常的支气管不相通,故不具呼吸功能。

(四)X 线表现

肺野下叶后基底段近脊柱旁有圆形或类圆形密度增高影,少数有分叶状,边界清晰,密度较均匀,常合并感染。与气道相通时可见囊状影像,可见气液平面。胸片主要是发现病灶及位置(图 1-21)。

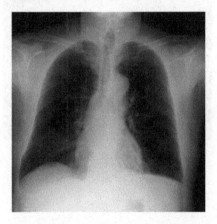

图 1-21　肺隔离症 X 线表现

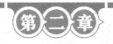

颅脑疾病的CT诊断

第一节 颅脑外伤

颅脑外伤是脑外科常见病,国内统计占损伤的第1～2位,为年轻人第一位死因。颅脑外伤多由直接暴力所致,极少可由间接暴力引起。因受力部位不同和外力类型、大小、方向不同,可造成不同程度的颅内损伤,如脑挫裂伤,脑内、外出血等;脑外出血又包括硬膜外、硬膜下和蛛网膜下腔出血。急性脑外伤病死率高。计算机断层扫描术(computed tomography,CT)应用以来,脑外伤诊断水平不断提高,极大降低了病死率和病残率。

一、脑挫裂伤

(一)病理和临床概述

脑挫裂伤是临床最常见的颅脑扭伤之一,包括脑挫伤和脑裂伤。脑挫伤是指外力作用下脑组织发生局部静脉淤血、脑水肿、脑肿胀和散在的小灶性出血。脑裂伤则是指脑膜、脑组织或血管撕裂。两者常合并存在,故统称为脑挫裂伤。

(二)诊断要点

CT表现为低密度脑水肿区内散布斑点状高密度出血灶。小灶性出血可以互相融合,病变小而局限时可以没有占位效应,但广泛者可以有占位征象(图2-1)。

早期低密度水肿不明显,随着时间推移,水肿区逐渐扩大,第3～5天达到高峰以后,出血灶演变为低密度,最终形成软化灶。

(三)鉴别诊断

(1)部分容积效应:前颅底骨可能因部分容积效应反映到脑额叶高密度影,

但薄层扫描后即消失。

(2)出血性脑梗死:有相应的临床表现和病史。

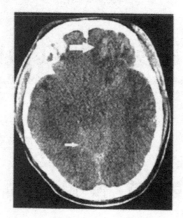

图 2-1　颅脑外伤 2 小时后 CT 检查

大箭头所示为左额叶挫裂伤,小箭头为小脑上池蛛网膜下腔出血

(四)特别提示

CT 可以快速诊断,病变小者如治疗及时一般能痊愈,不遗留或很少有后遗症。病变较大者形成软化灶。

二、脑内血肿

(一)病理和临床概述

外伤性脑内血肿约占颅内血肿的 5%。多发生于额、颞叶,即位于受力点或对冲部位脑表面区,与高血压性脑出血的好发位置不同。绝大多数为急性血肿,且伴有脑挫裂伤和(或)急性硬膜下血肿。少数为迟发血肿,多于伤后 48~72 小时内复查 CT 时发现。

(二)诊断要点

CT 表现为边界清楚的类圆形高密度灶(图 2-2)。血肿进入亚急性期时呈等密度,根据占位效应和周围水肿,结合外伤史,CT 仍能诊断。

(三)鉴别诊断

本病主要与高血压性脑出血鉴别,根据有无外伤史很容易鉴别。

(四)特别提示

CT 可以快速诊断,如果血肿较大,可以进行立体定向血肿穿刺抽吸术。如外伤后 CT 扫描原来无血肿的患者有进行性意识障碍,应及时进行 CT 复查,以除外迟发性血肿。

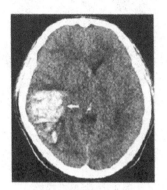

图 2-2 右颞脑内血肿

颅脑急性外伤后 6 小时行 CT 检查,可见右颞脑内血肿,周边可见低
密度水肿带(箭头所示),右侧侧脑室受压改变,中线结构左移

三、硬膜外血肿

(一)病理和临床概述

硬膜外血肿是位于颅骨内板与硬膜之间的血肿,临床常见,占颅内血肿的 30%。主要因脑膜血管破裂所致,脑膜中动脉常见,血液聚集于硬膜外间隙。硬膜与颅骨内板粘连紧密,故血肿较局限,呈梭形。临床表现因血肿大小、部位及有无合并伤而异。典型表现为外伤后昏迷、清醒、再昏迷。此外,有颅内压增高表现,严重者可出现脑疝。

(二)诊断要点

CT 表现为颅板下见局限性双凸透镜形、梭形或半圆形高密度灶(图 2-3),多数密度均匀,但亦可不均匀,呈高、等混杂密度影,主要是新鲜出血与血凝块收缩时析出的血清混合所致。

硬膜外血肿多位于骨折附近,一般不跨越颅缝。跨越者常以颅缝为中心呈"3"字形。

(三)鉴别诊断

本病主要与高血压性脑出血鉴别,根据有无外伤史很容易鉴别。

(四)特别提示

CT 对硬膜外血肿具有很重要的诊断价值,应注意的是硬膜外血肿一般伴有局部颅骨骨折。

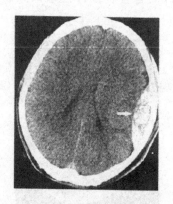

图 2-3 硬膜外血肿

颅脑外伤后 3 小时行 CT 检查,左颞可见梭形高密
度影(箭头所示),手术证实为硬膜外血肿

四、硬膜下血肿

(一)病理和临床概述

硬膜下血肿是位于硬膜与蛛网膜之间的血肿,临床常见,占颅内血肿的
40%。主要因静脉窦损伤出血所致,血液聚集于硬膜下腔,沿脑表面分布。急性
期是指外伤后 3 天内发生的血肿,约占硬膜下血肿的 70%。病情多较危重,常有
意识障碍。亚急性期是指外伤后 4 天~3 周内发生的血肿,约占硬膜下血肿的
5%。原发损伤一般较轻,出血较慢,血肿形成较晚,临床表现较急性者出现晚且
轻。慢性期是指伤后 3 周以上发生的血肿,约占 20%。慢性硬膜下血肿并非是
急性或亚急性硬膜下血肿的迁延,而是有其自身的病理过程。可为直接损伤或
间接的轻微损伤,易被忽略。好发于老年人,为脑萎缩使脑表面与颅骨内板间隙
增宽,外伤时脑组织在颅腔内移动度较大所致的血管断裂出血。慢性硬膜下血
肿常不伴有脑挫裂伤,为单纯性硬膜下血肿。患者症状轻微,多于伤后数周或数
月出现颅内压增高、神经功能障碍及精神症状来就诊。

(二)诊断要点

急性期见颅板下新月形或半月形高密度影,常伴有脑挫裂伤或脑内血肿,脑
水肿和占位效应明显(图 2-4)。亚急性期表现为颅板下新月形或半月形高、等密
度或混杂密度区,1~2 周后可变为等密度。慢性期表现为颅板下新月形或半月
形低密度、等密度、高密度或混杂密度区。血肿的密度和形态与出血时间、血肿

大小、吸收情况及有无再出血有关。

(三)鉴别诊断

本病主要与硬膜外血肿鉴别,硬膜下血肿呈新月形,可以跨越颅缝。

(四)特别提示

CT 对急性硬膜下血肿的诊断很有价值,但对亚急性、慢性硬膜下血肿却显示欠佳,血液因其顺磁性,所以在磁共振成像(magnetic resonance imaging,MRI)下显示非常清楚,应进一步行 MRI 检查。

五、外伤性蛛网膜下腔出血

(一)病理和临床概述

外伤性蛛网膜下腔出血,近期有外伤史,蛛网膜小血管破裂所致,多位于大脑纵裂和脑底池。脑挫裂伤是外伤性蛛网膜下腔出血的主要原因,两者常并存。

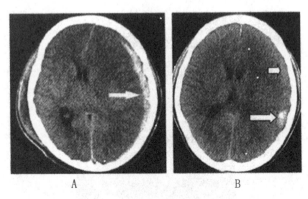

A   B

图 2-4　硬膜下血肿 CT 检查

A.颅脑外伤 5 小时后行 CT 检查,可见左侧额、颞、顶颅板下新月形高密度影(箭头所示),手术证实为硬膜下血肿;B.1 周前有颅脑外伤史的患者,CT 检查发现左侧额、颞、顶颅板下新月形等密度影(小箭头),部分有高密度(长箭头)为新鲜出血,手术证实为慢性硬膜下血肿伴少量新鲜出血

(二)诊断要点

CT 表现为脑沟、脑池内密度增高影,可呈铸型。大脑纵裂出血多见,形态为中线区纵行窄带形高密度影。出血亦见于外侧裂池、鞍上池、环池、小脑上池或脑室内。蛛网膜下腔出血一般 7 天左右吸收。

（三）鉴别诊断

结核性脑膜炎，根据近期外伤史和临床症状容易鉴别。

（四）特别提示

CT 在急性期显示较好，积血一般数天后吸收消失。伤后 5～7 天，CT 难以显示，血液因其顺磁性，所以在 MRI 下显示非常清楚，故应行 MRI 检查。

六、硬膜下积液

（一）病理和临床概述

硬膜下积液又称硬膜下水瘤。占颅脑外伤的 0.5%～1%。是外伤致蛛网膜撕裂，使裂口形成活瓣，导致脑脊液聚积。可因出血而成为硬膜下血肿。临床上可无症状，也可以有颅内压增高的临床表现。

（二）诊断要点

CT 表现呈颅骨内板下方新月形均匀低密度区，密度与脑脊液相似，多位于双侧额部。纵裂的硬膜下积液表现为纵裂池增宽，大脑镰旁为脑脊液样低密度区（图 2-5）。

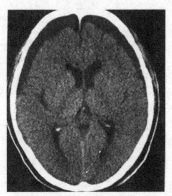

图 2-5　硬膜下积液

颅脑外伤 7 天后 CT 复查示双侧额、颞部颅板下可

见新月形低密度影，为硬膜下积液

（三）鉴别诊断

老年性脑萎缩，根据年龄情况和其他部分脑实质有无萎缩等情况可以鉴别。

（四）特别提示

CT 诊断硬膜下积液时应结合临床病史及年龄等因素。

第二节　颅内感染

颅内感染的病种繁多,包括细菌、病毒、真菌和寄生虫感染,主要通过血行性感染或邻近感染灶直接扩散侵入颅内,少数可因开放性颅脑损伤或手术造成颅内感染。

一、脑脓肿

(一)病理和临床概述

脑脓肿以耳源性常见,多发于颞叶和小脑;其次为血源性、鼻源性、外伤性和隐源性等。病理上分为急性炎症期、化脓坏死期和脓肿形成期。

(二)诊断要点

急性炎症期呈大片低密度灶,边缘模糊,伴占位效应,增强无强化;化脓坏死期,低密度区内出现更低密度坏死灶,轻度不均匀性强化;脓肿形成期,平扫见等密度环,内为低密度灶并可有气泡影,呈环形强化,其壁完整、光滑、均匀,或多房分隔(图 2-6)。

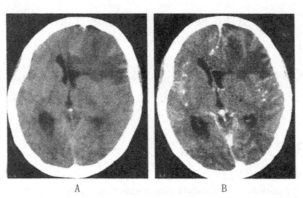

A　　　　　　　　　B

图 2-6　脑肿瘤

男性患者,24 岁,因头痛、呕吐 2 天入院,CT 平扫显示左额叶不规则低密度灶,占位效应明显。增强可见病灶呈环形均匀强化,未见明显壁结节,中心低密度区无明显变化,周围水肿明显,左侧侧脑室前角明显受压移位变形。考虑为脓肿形成,经抗感染治疗后情况好转

(三)鉴别诊断

(1)胶质瘤:胶质瘤的环状强化厚薄不均,形态不规则,常呈花环状、结节状强化,中心坏死区密度不等,CT 值常大于 20 HU。

(2)脑梗死多见于老年高血压患者,有明确突发病史,经复查随访,占位效应减轻。

(3)与肉芽肿病鉴别。

(四)特别提示

CT 诊断该病应结合病史、脑脊液检查。

二、结核性脑膜脑炎

(一)病理和临床概述

结核性脑膜脑炎是结核分枝杆菌引起的脑膜弥漫性炎性反应,并波及脑实质,好发于脑底池。脑膜渗出和肉芽肿为其基本病变,可合并结核球、脑梗死和脑积水。

(二)诊断要点

CT 早期可无异常发现。脑底池大量炎性渗出时,其密度增高,失去正常透明度;增强扫描示脑膜广泛强化,形态不规则。肉芽肿增生则见局部脑池闭塞并结节状强化。

脑结核球平扫呈等或低密度灶,增强扫描呈结节状或环形强化。

(三)鉴别诊断

蛛网膜下腔出血,平扫呈高密度,增强扫描无明显强化,脑底池形态规则,无局部闭塞及扩张改变;此外需同脑囊虫病,转移瘤及软脑膜转移等鉴别,需结合病史。

(四)特别提示

CT 诊断应结合脑脊液检查、X 线胸片检查等。

三、脑猪囊尾蚴病

(一)病理和临床概述

脑猪囊尾蚴病是猪绦虫囊尾蚴在脑内异位寄生所致。人误食绦虫卵或节片后,卵壳被胃浊消化后,蚴虫经肠道血流而散布于全身寄生。脑猪囊尾蚴病为其全身表现之一,分为脑实质型、脑室型、脑膜型和混合型。脑内囊虫的数目不一,呈圆形,直径为 4～5 mm。囊虫死亡后退变为小圆形钙化点。

（二）诊断要点

脑实质型 CT 表现为脑内散布多发性低密度小囊,多位于皮、髓质交界区,囊腔内可见致密小点代表囊虫头节。不典型者可表现为单个大囊、肉芽肿、脑炎或脑梗死。脑室型以第四脑室多见。脑膜型多位于蛛网膜下腔,和脑膜粘连,CT 直接征象有限,多间接显示局部脑室或脑池扩大,相邻脑实质光滑受压。常合并脑积水。囊壁、头节和脑膜有时可强化。

（三）鉴别诊断

1.蛛网膜囊肿

蛛网膜囊肿常位于颅中窝、侧裂池,边缘较平直,可造成颅骨压迫变薄。

2.转移癌

转移癌 CT 表现呈大小不一的圆形低密度灶,增强扫描呈环状、结节状强化,病灶周围明显水肿。

3.脑结核

结合病史、CT 特点可以区别。

（四）特别提示

需要结合有无疫区居住史、有无生食史等。

四、急性播散性脑脊髓炎

（一）病理和临床概述

急性播散性脑脊髓炎或称急性病毒性脑脊髓炎,可见于病毒(如麻疹、风疹、水痘等)感染后或疫苗(如牛痘疫苗、狂犬病疫苗等)接种后,临床表现为发热、呕吐、嗜睡、昏迷。一般在病毒感染后 2～4 天或疫苗接种后 10～13 天发病。发病可能与自身免疫机制有关。

（二）诊断要点

CT 表现为急性期脑白质内多发、散在性低密度灶,半卵圆形中心区明显,有融合倾向,增强扫描呈环形强化。慢性期 CT 表现为脑萎缩。

急性病毒性脑炎时,主要表现为早期脑组织局部稍肿胀,中、后期可以出现密度减低(图 2-7),增强扫描可以有局部软脑膜强化、增厚改变,脑沟显示欠清。

（三）鉴别诊断

本病同软脑膜转移、结核性脑膜炎等鉴别。

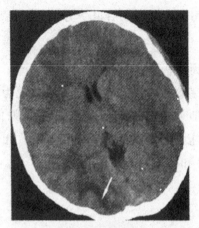

图 2-7　病毒性脑炎

女性患者,11 岁,因头昏、嗜睡 2 天入院就诊,CT 可见右侧枕叶局部脑皮质肿胀(箭头所示)、白质水肿改变,经脑脊液检查证实为病毒性脑炎

(四)特别提示

本病应进行脑脊液检查。MRI 及增强扫描对显示该病有很好的效果。

五、肉芽肿性病变

(一)病理和临床概述

肉芽肿种类繁多,主要有炎症性和非炎症性。侵犯脑内的肉芽肿主要是炎症性,其中以结核性最常见。炎症性肉芽肿是炎症局部形成的,以巨噬细胞增生为主所构成的边界清楚的结节样病变。病因有结核、麻风、梅毒、真菌及寄生虫感染、异物、其他疾病等。临床表现与颅内占位类似。

(二)诊断要点

CT 平扫表现为等或稍高密度的边界清楚的结节灶(图 2-8)。增强扫描呈结节样强化,也可以因内部发生坏死而呈环形强化,后者常见于结核性肉芽肿。少部分肉芽肿内可见钙化。肉芽肿可以单发或多发。好发于大脑皮质灰质下。

(三)鉴别诊断

(1)脑转移肿瘤水肿较明显,增强扫描呈环状或结节状强化,一般有原发病史,临床复查随访进展明显。

(2)同部分脑肿瘤鉴别困难。

(四)特别提示

本病应进行脑脊液检查。MRI 及增强扫描对显示该病有很好的效果。

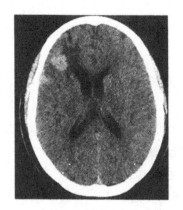

图 2-8 结核性肉芽肿

男性患者,32 岁,因头晕、嗜睡 3 天就诊,CT 平扫显示右侧额、颞叶大脑
皮质灰质下及灰质区可见高密度结节灶,右侧侧脑室前角扩大伴局部
白质区低密度改变,手术病理检查为结核性肉芽肿

第三节 颅 内 肿 瘤

颅内肿瘤是中枢神经系统最常见的疾病之一。原发性颅内肿瘤可以发生在脑
组织、脑膜、脑神经、垂体、血管及残余胚胎组织中,继发性颅内肿瘤多来源于身体
各个部位的原发性肿瘤。颅内肿瘤的发生以 20～50 岁年龄组最常见,男性稍多于
女性。以星形细胞瘤、脑膜瘤、垂体瘤、听神经瘤、颅咽管瘤和转移瘤等较常见。胶
质瘤、脑膜瘤和垂体腺瘤为颅内三大原发性肿瘤。颅内肿瘤可以出现以下症状:颅
内高压综合征、神经系统定位体征、内分泌功能失调、脑脊液循环障碍等。

CT 检查目的主要在于确定有无肿瘤,并对其做出定位、定量乃至定性诊断。
根据病灶所在的位置及其与脑室、脑池和脑叶的对应关系,以及同相邻硬膜与颅
骨结构的比邻关系多不难做出定位诊断;但临界部位肿瘤,仅轴位扫描可能出现
定位困难,需要薄层扫描后再进一步行多方位重建。MRI 因多方位扫描,一般
定位无困难。

CT 灌注扫描有助于脑瘤内血管生成及血流状态的研究,而脑瘤内血管生成对
肿瘤的生长、分级、预后有重要影响。CT 灌注可以反映血管生成引起的血流量、血容
量和毛细血管通透性的改变,从而有助于判断肿瘤的生物学特性,并估计预后情况。

一、星形细胞瘤

(一)病理和临床概述

星形细胞瘤成人多发生于大脑,儿童多见于小脑。按肿瘤组织学分为6种类型,且依细胞分化程度不同分属于不同级别。1993年世界卫生组织分类,将星形细胞瘤分为局限性和弥漫性两类。Ⅰ级即毛细胞型、多形性黄色星形细胞瘤及室管膜下巨细胞型星形细胞瘤,占胶质瘤的5%～10%,小儿常见。Ⅱ级星形细胞瘤包括弥漫性星形细胞瘤、多形性黄色星形细胞瘤(Ⅱ级),间变性星形细胞瘤为Ⅲ级,胶质母细胞瘤为Ⅳ级。Ⅰ～Ⅱ级肿瘤的边缘较清楚,多表现为瘤内囊腔或囊腔内有瘤结节,肿瘤血管较成熟;Ⅲ～Ⅳ级肿瘤呈弥漫性浸润生长,肿瘤轮廓不规则,分界不清,易发生坏死、出血和囊变,肿瘤血管丰富且分化不良。

(二)诊断要点

(1)Ⅰ级星形细胞瘤:①毛细胞型常位于颅后窝,具有包膜,一般显示为边界清楚的卵圆形或圆形囊性病变,但内部囊液CT值较普通囊液高,为20～25 HU。瘤周水肿和占位效应较轻。部分可呈实质性,但密度仍较脑实质低(图2-9)。增强扫描无或轻度强化,延迟扫描可见造影剂进入囊内。②多形性黄色星形细胞瘤通常位于大脑皮质的表浅部位,一半以上为囊性,增强后囊内可见强化结节,囊壁不强化。不足一半为实质性,密度不均,有钙化及出血,增强后不均强化。③10%～15%的结节性硬化患者可以发生此瘤,常位于室间孔附近,形成分叶状肿块,并可见囊变及钙化。增强扫描有明显强化。

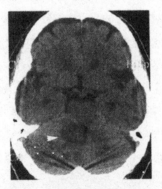

图2-9 毛细胞型星形细胞瘤

男性患者,63岁,因头昏、不适3个月来院就诊,CT显示小脑右侧低密度影,边界尚清;第四脑室受压变形。病变内部CT值约为20 HU。手术病理为毛细胞型星形细胞瘤

　　(2)Ⅱ级星形细胞瘤:平扫呈圆形或椭圆形等或低密度区,边界常清楚,但可见局部或弥漫性浸润生长,15%～20%有钙化及出血,增强扫描一般不强化。Ⅲ～Ⅳ级肿瘤多呈高、低或混杂密度的囊性肿块,可有斑点状钙化和瘤内出血,肿块形态不规则,边界不清,占位效应和瘤周水肿明显,增强扫描多呈不规则环形伴壁结节强化,有的呈不均匀性强化(图 2-10、图 2-11)。

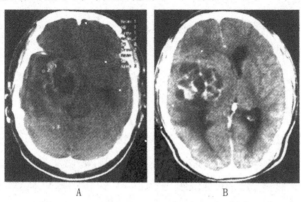

图 2-10　Ⅲ级星形细胞瘤

A、B.为男性患者,26 岁,因头昏 1 个月,癫痫发作 2 天来陪就诊,行 CT 扫描示左侧颞叶片状不规则高低混杂密度的囊性肿块,边界不清,增强扫描呈不规则环形伴壁结节强化。手术病理为Ⅲ级星形细胞瘤

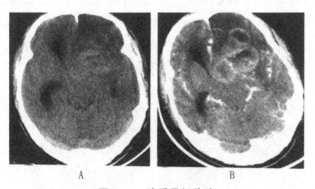

图 2-11　胶质母细胞瘤

A、B.为男性患者,17 岁,因头痛 2 个月来院就诊,CT 示左额叶密度不均肿块影,边界不清,中心及周围低密度,侧脑室受压变形,中线结构向右移位,增强扫描呈环状中度不均强化肿块影,环形欠规则,厚薄不均,内为不均低密度,病灶前较大低密度水肿区。手术病理为胶质母细胞瘤

(三)鉴别诊断

(1)脑梗死:同Ⅱ级星形细胞瘤相鉴别。一般脑梗死与相应供血血管的区域

形态相似,如楔形、扇形、底边在外的三角形等,无或轻微占位效应,并且2~3周后增强扫描可见小斑片状或结节状强化。

(2)脑脓肿:有相应的临床症状,增强扫描可见厚壁强化较明显。

(3)转移瘤:一般多发,有明显的水肿。

(四)特别提示

CT对星形细胞瘤诊断价值有限,MRI对颅内病变显示尤为清晰,并可以多方位、多参数成像,故应补充MRI检查。

二、脑膜瘤

(一)病理和临床概述

脑膜瘤多见于中年女性,起源于蛛网膜粒帽细胞,多居于脑外,与硬脑膜粘连。好发部位为矢状窦旁、脑凸面、蝶骨嵴、嗅沟、脑桥小脑角、大脑镰和小脑幕等,少数肿瘤位于脑室内。肿瘤包膜完整,多由脑膜动脉供血,血运丰富,常有钙化,少数有出血、坏死和囊变。组织学分为上层型、纤维型、过渡型、砂粒型、血管瘤型等15型。脑膜瘤以良性最常见,少部分为恶性,呈侵袭性生长。

(二)诊断要点

平扫肿块呈等或略高密度,常见斑点状钙化。多以广基底与硬膜相连,类圆形,边界清楚,瘤周水肿轻或无,静脉或静脉窦受压时可出现中度或重度水肿。颅板侵犯引起骨质增生或破坏。增强扫描呈均匀性显著强化(图2-12)。

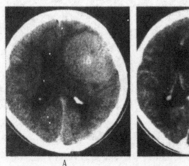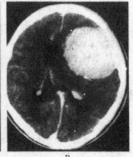

A   B

图2-12 纤维型脑膜瘤

A、B.CT检查显示肿瘤为卵圆形,均匀的略高密度灶,与硬脑膜相连,邻近脑沟消失,有白质受压征,增强后示明显均匀强化。术后病理为纤维型脑膜瘤

少数恶性或侵袭性脑膜瘤可以侵犯脑实质及局部骨皮质,但基本也基于局部脑膜向内、外发展。

(三)鉴别诊断

(1)转移瘤:一般有大片裂隙样水肿及多发病变,较容易鉴别。

(2)胶质瘤:一般位于脑内,与脑膜有关系者,可见为窄基相接,增强强化不如脑膜瘤。

(3)神经鞘瘤:位于脑桥小脑角区时较难鉴别,但MRI有较大意义。

(四)特别提示

CT对该病有较好的价值,但显示与脑膜的关系时不如MRI。

三、垂体瘤

(一)病理和临床概述

垂体瘤绝大多数为垂体腺瘤。按其是否分泌激素可分为非功能性腺瘤和功能性腺瘤。直径<10 mm者为微腺瘤,>10 mm者为大腺瘤。肿瘤包膜完整,较大肿瘤常因缺血或出血而发生坏死、囊变,偶可钙化。肿瘤向上生长可穿破鞍隔突入鞍上池,向下可侵入蝶窦,向两侧可侵入海绵窦。

(二)诊断要点

肿瘤较大时,蝶鞍可扩大,鞍内肿块向上突入鞍上池,或侵犯一侧或者两侧海绵窦。肿块呈等或略高密度,内常有低密度灶,均匀、不均匀或环形强化。

局限于鞍内<10 mm的微腺瘤,宜采取冠状面观察,平扫不易显示,增强扫描呈等、低或稍高密度结节(图2-13)。间接征象有垂体高度>8 mm,垂体上缘隆突,垂体柄偏移和鞍底下陷。

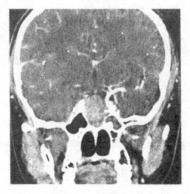

图2-13　垂体腺瘤

CT检查示垂体窝内可见类圆形稍高密度影,边界清楚,蝶鞍扩大,鞍底下陷;增强扫描示肿瘤均匀强化。术后病理为垂体腺瘤

（三）鉴别诊断

（1）颅咽管瘤：位于鞍区一侧，位于鞍区时鞍底无下陷或鞍底骨质无变化。

（2）脑膜瘤：位于蝶嵴的脑膜瘤与脑膜关系密切。

（四）特别提示

注意部分垂体微腺瘤 CT 需要冠状位扫描，可以显示垂体柄偏移，正常垂体柄位于正中或下端，有极轻的偏斜（倾斜角为 1.5°左右），若明显偏移肯定为异常。MRI 矢状位、冠状位扫描对显示正常垂体及垂体病变有重要价值。

四、听神经瘤

（一）病理和临床概述

听神经瘤为成人常见的颅后窝肿瘤。起源于听神经鞘膜，早期位于内耳道内，以后长入脑桥小脑角池，包膜完整，可出血、坏死、囊变。

（二）诊断要点

头颅 X 线平片示内耳道呈锥形扩大，骨质可破坏。CT 示脑桥小脑角池内等、低或高密度肿块，瘤周轻、中度水肿，偶见钙化或出血，均匀、非均匀或环形强化（图 2-14）。第四脑室受压移位，伴幕上脑积水。骨窗观察内耳道呈锥形扩大。

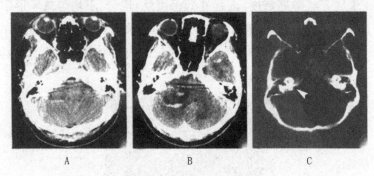

图 2-14　听神经瘤 CT 检查

A、B.女性患者，29 岁，右侧耳鸣 7 个月，近来加重伴共济失调，CT 扫描可见右侧脑桥小脑角区肿块，宽基于岩骨尖，内有大片囊变区。增强扫描呈实质部分明显强化；C.骨窗观察可见右侧内听道喇叭口扩大（箭头所指），图 C"箭头"所示为颈静脉孔

（三）鉴别诊断

1.脑桥小脑脚区的脑膜瘤

CT 骨窗观察可见内听道无喇叭口样扩大是重要征象。

2.表皮样囊肿

表皮样囊肿的匍行生长、沿邻近蛛网膜下腔铸型发展、包绕其内神经和血管、无水肿等可以鉴别,MRI对诊断该疾病有很好的优势。

3.颅咽管瘤

CT可见囊实性病变伴包膜蛋壳样钙化。

(四)特别提示

内听道处应薄层扫描,内耳道呈锥形扩大。高强场MRI行局部轴位、冠状位扫描可以显示位于内听道内较小的肿瘤。

五、颅咽管瘤

(一)病理和临床概述

颅咽管瘤是来源于胚胎颅咽管残留细胞的良性肿瘤,以儿童多见,多位于鞍上。肿瘤可分为囊性和实性,囊性多见,囊壁和实性部分多有钙化,常见为鸡蛋壳样钙化。

(二)诊断要点

鞍上池内的类圆形肿物,压迫视交叉和第三脑室前部,可出现脑积水。肿块呈不均匀低密度为主的囊实性改变或呈类圆形囊性灶(图2-15A),囊壁可以有鸡蛋壳形钙化,实性部分也可以不规则钙化,呈高密度。囊壁和实性部分呈环形均匀或不均匀强化,部分颅咽管瘤呈实性(图2-15B)。

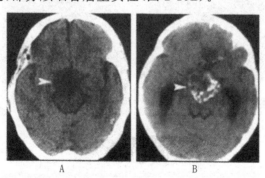

图2-15　颅咽管瘤

A.男性患者,13岁,因头昏来院检查,CT显示鞍上池内囊性占位(箭头所指),边界清楚。手术病理证实为囊性颅咽管瘤;B.男性患者,65岁,因双眼复视3年,近来数月有加重来院就诊,CT显示鞍上池区囊实性肿块(箭头所指),壁多发钙化,边界清楚。手术病理为实性颅咽管瘤

(三)鉴别诊断

本病同垂体瘤及囊变、脑膜瘤等鉴别。

(四)特别提示

冠状位扫描更有帮助,应补充 MRI 扫描。

六、转移瘤

(一)病理和临床概述

转移瘤多发于中老年人。顶枕区常见,也见于小脑和脑干。多来自肺癌、乳腺癌、前列腺癌、肾癌和绒癌等原发灶,经血行转移而来。常为多发,易出血、坏死、囊变,瘤周水肿明显。临床上一般为有原发肿瘤病史后出现突发肢体障碍或头痛等症状,也有部分患者因出现神经系统症状,经检查发现脑内转移灶后再进一步查找原发灶。

(二)诊断要点

CT 检查的典型征象是"小肿瘤、大水肿",部分肿瘤平扫无显示,增强扫描有明显强化后显示清晰,可以只有很小的肿瘤病灶,便可出现大片指压状水肿低密度影(图 2-16)。

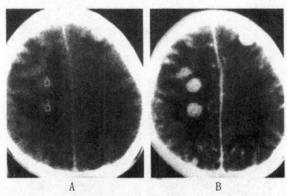

图 2-16　转移瘤

男性患者,68 岁,1 年前右下肺癌手术切除病史,7 天前无明显诱因下出现头痛、呕吐,CT 检查可见双侧额顶叶多发类圆形结节灶,周围可见大片水肿带,增强病灶明显均匀强化,边界清晰

(三)鉴别诊断

(1)脑猪囊尾蚴病:有疫区居住史,可见壁结节或钙化,一般结合临床表现及实验室检查可以做出诊断。

(2)多发脑膜瘤：根据有无水肿及与脑膜关系可以鉴别。

(3)胶质母细胞瘤：瘤内有出血、坏死，显著不均匀强化等。

(四)特别提示

须注意的是部分肿瘤要增强扫描才能显示，MRI 显示效果要优于 CT。

七、少枝神经胶质瘤

(一)病理和临床概述

少枝神经胶质瘤(简称少枝胶质瘤)多发于 30~50 岁，约占颅内肿瘤的 3%。以额叶、顶叶等常见，很少发生于小脑和脑桥。肿瘤发生于白质内，沿皮质灰质方向生长，可侵及颅骨和头皮。肿瘤缺乏血供，多钙化，钙化常位于血管壁和血管周围。可以伴囊变和出血。病理上可以分为单纯型和混合型，但影像学上难以区分。

(二)诊断要点

少枝胶质瘤好发于额叶。肿瘤位置一般较表浅，位于皮质灰质或灰质下区，边界清楚或不清楚。肿瘤内囊变及钙化使密度不均匀，呈高、低混杂密度。钙化多为条带状、斑块状及大片絮状，囊变可以单或多囊，少见出血。瘤周水肿及占位效应较轻微(图 2-17)。

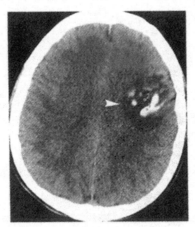

图 2-17 少枝胶质瘤

男性患者，42 岁，癫痫偶发 1 年，发作间隔缩短约 2 个月，CT 显示左侧额顶叶边界肿瘤清楚，内可见条片状钙化(箭头所示)，钙化 CT 值约为 303 HU，占位效应轻微。手术病理结果为少枝胶质瘤

(三)鉴别诊断

1.星形细胞瘤

星形细胞瘤常位于脑白质及其深部,而少枝胶质瘤位于脑表浅皮质和皮质灰质下区。

2.神经颜面综合征

一般为小点状钙化,有明显的三叉神经分布区域如颜面部、血管痣等。

(四)特别提示

需要与一般钙化和血管畸形的钙化相鉴别。MRI 显示软组织肿瘤的效果要优于 CT,但显示钙化的效果较差。

八、室管膜瘤

(一)病理和临床概述

室管膜瘤为发生于脑室壁与脊髓中央管室管膜细胞的神经上皮瘤,多发于儿童及青少年,占颅内肿瘤的 $1.9\%\sim7.8\%$,占小儿颅内肿瘤的 13%,男女比例为 $3:2$。室管膜瘤为中等恶性程度的肿瘤,多于术后通过脑脊液种植转移。好发部位中第四脑室底部最为常见,其次为侧脑室、第三脑室、脊髓、终丝和脑实质。临床表现因肿瘤生长部位不同而异,一般主要有颅内高压、抽搐、视野缺损等,幕下肿瘤还可以伴有共济失调。

(二)诊断要点

幕下室管膜瘤为等、稍低密度软组织肿块,有时可以在肿瘤周围见到残存的第四脑室及瘤周水肿,呈低密度环状影。CT 可以显示瘤内钙化及出血,钙化约占一半,呈点状或位于瘤周。增强扫描示肿瘤有轻至中度强化(图 2-18)。

(三)鉴别诊断

(1)髓母细胞瘤:一般位于幕下,应行 MRI 矢状位扫描,可见显示发生部位为小脑蚓部。

(2)毛细胞型星形细胞瘤。

(四)特别提示

MRI 矢状位及冠状位扫描对显示肿瘤与第四脑室关系非常有优势,对诊断有重大价值。

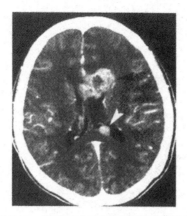

图 2-18 侧脑室内室管膜瘤伴种植转移

男性患者,19岁,因头昏1个月,抽搐1天就诊,CT扫描可见左侧侧脑室前角肿块,瘤内有囊变,左侧侧脑室体部后壁可见一结节灶(箭头所示)。增强扫描示肿块及结节有明显强化。手术病理为侧脑室内室管膜瘤伴种植转移幕上室管膜瘤,囊变及出血较幕下多见,肿瘤有较显著强化

九、髓母细胞瘤

(一)病理和临床概述

髓母细胞瘤好发于颅后窝,以小脑蚓部最常见,多发于男性儿童,约占儿童颅后窝肿瘤的18.5%。髓母细胞瘤为原始神经外胚层瘤,恶性程度较高。一般认为其起源于髓帆生殖中心的胚胎残余细胞,位于蚓部或下髓帆,再向下生长而填充枕大池。本病起病急,病程短,多在3个月内死亡。

(二)诊断要点

平扫为边缘清楚的等或稍高密度肿瘤,周边可见低密度第四脑室影(图 2-19)。增强扫描主要呈中等或轻度强化,少部分可以明显强化或不强化。

(三)鉴别诊断

本病同第四脑室室管膜瘤、毛细胞型星形细胞瘤等鉴别。

(四)特别提示

MRI矢状位及冠状位扫描显示肿瘤与第四脑室关系,非常有优势,对诊断有重大价值。

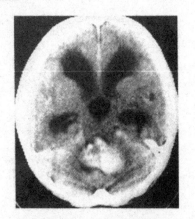

图 2-19 髓母细胞瘤

患者,3 岁,因呕吐、步态不稳 2 周就诊,CT 增强扫描可见第四
脑室内肿块,有中等均匀强化。手术病理为髓母细胞瘤

十、原发性淋巴瘤

(一)病理和临床概述

中枢神经系统原发性淋巴瘤是相对罕见的颅内肿瘤,占颅内原发瘤的
0.8%～1.5%,为非霍奇金淋巴瘤。但近年来由于获得性免疫缺陷综合征及器官
移植术后服用大量免疫抑制剂的患者增多,淋巴瘤的发生率逐年增高。原发性
淋巴瘤恶性程度高,病程短,如不及时治疗,患者将会在短期内死亡。因此早期
诊断意义重大。好发于额叶、颞叶、基底核区、丘脑,也可以发生于侧脑室周围
白质、胼胝体、顶叶、三角区、鞍区及小脑半球、脑干。临床表现无特异性,主要
有如下表现。①基底部脑膜综合征:头痛、颈项强直、脑神经麻痹及脑积水等,
脑脊液检查可见瘤细胞;②颅内占位症状:癫痫、精神错乱、痴呆、乏力及共济
失调等。

(二)诊断要点

平扫大多数为稍高密度肿块,也可以表现为等密度,一般密度均匀,呈圆形
或类圆形,边界多数较清楚或呈浸润性生长使边界欠清。瘤内囊变、出血、钙化
相对少见。肿瘤可以单发也可以多发,大小不等。病灶占位效应轻微,瘤周水肿
轻或中等(图 2-20)。

肿瘤继发于获得性免疫缺陷综合征或其他免疫功能缺陷时,病理上常有瘤
中心坏死,CT 上表现为低密度灶。增强扫描示肿瘤大多数均匀强化,少数形态
不规则、边缘不清及强化不均匀。沿室管膜种植转移者可见室管膜不均匀增厚

并明显强化,侵及脑膜者亦如此。获得性免疫缺陷综合征患者,病灶可见低密度周围的环形强化。

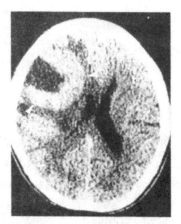

图 2-20 原发性淋巴瘤

男性患者,36 岁,因头痛 1 周来院就诊,CT 平扫见右侧额叶巨大肿块,呈类圆形稍高密度(箭头所示),中央有低密度影,宽基于脑膜。手术病理为原发性淋巴瘤

(三)鉴别诊断

(1)继发淋巴瘤:临床上有获得性免疫缺陷综合征或器官移植史,一般难以鉴别。

(2)转移瘤:多发,大片水肿。

(3)其他:需要鉴别的还有星形细胞瘤、脑膜瘤等。

(四)特别提示

CT 与 MRI 均可以作为首选方法,但 MRI 增强扫描时剂量增加后可以显示小病变,T_2WI 显示瘤周水肿的效果非常好。

十一、血管网状细胞瘤

(一)病理和临床概述

血管网状细胞瘤又叫成血管细胞瘤,是起源于内皮细胞的良性肿瘤,占中枢神经系统原发性肿瘤的1.1%～2.4%。好发于小脑,亦见于延髓及脊髓,罕见于幕上。可发生于任何年龄,以中年男性多见。病理上常为囊性,含实性壁结节,壁结节常靠近软脑膜,以便于接受血供。实性者常为恶性,预后较差。临床症状较轻微或呈间歇性,有头痛、头晕、呕吐、眼球震颤、言语不清等症状。

(二)诊断要点

平扫时囊性肿瘤表现为均匀的低密度灶,囊液内因含蛋白及血液,密度较脑脊液稍高,囊性肿瘤的壁结节多为等或稍低密度(图 2-21A)。增强后示囊性肿瘤壁不强化或轻度强化,壁结节明显强化(图 2-21B)。

实性肿瘤多为等或稍低密度混杂灶,呈轻度或中等强化。

(三)鉴别诊断

囊性肿瘤需要与星形细胞瘤、脑脓肿、转移瘤相鉴别。实性肿瘤需要与星形细胞瘤等相鉴别。

(四)特别提示

CT 平扫不容易发现壁结节,增强扫描效果较好,但与 MRI 比较应以后者作为首选方法,MRI 增强多方位扫描显示壁结节的效果极佳。

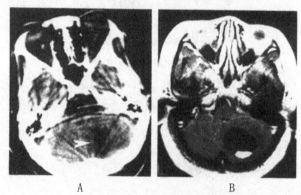

A   B

图 2-21   血管网状细胞瘤

A.男性患者,48 岁,因头痛、呕吐及共济失调来院就诊,CT 平扫可见左侧小脑半球存在囊性灶,边界及壁结节显示欠清。手术病理为血管网状细胞瘤;B.与前者为同一患者,MRI 增强显示囊性灶,壁轻微强化,后壁上有明显强化的壁结节

第四节   脑血管病变

急性期脑血管疾病以脑出血和脑梗死多见,CT 和 MRI 诊断价值大;动脉瘤和血管畸形则需配合数字减影血管造影、CT 血管成像或磁共振血管成像诊断。

一、脑出血

(一)病理和临床概述

脑出血是指脑实质内的出血,依原因可分为创伤性和非创伤性,后者又称原发性或自发性脑内出血,多指由高血压、动脉瘤、血管畸形、血液病和脑肿瘤等引起的出血,以高血压性脑出血常见,多发于中老年高血压和动脉硬化患者。出血好发于基底核、丘脑、脑桥和小脑,易破入脑室。血肿及伴发的脑水肿引起脑组织受压、软化和坏死。血肿演变分为急性期、吸收期和囊变期,各期时间长短与血肿大小和年龄有关。

(二)诊断要点

CT 检查呈边界清楚的肾形、类圆形或不规则形均匀高密度影,周围水肿带宽窄不一,局部脑室受压移位。破入脑室可见脑室内积血(图 2-22)。

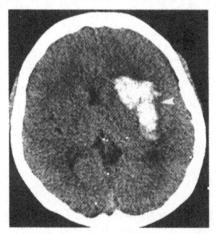

图 2-22　脑出血

女性患者,68 岁,因突发言语不清、左侧肢体偏瘫 4 小时就诊,CT 显示
左侧基底核区条片状高密度影(箭头所示),左侧侧脑室受压变形

急性期表现为脑内密度均匀一致的高密度灶,呈卵圆形或圆形,CT 值为 50～80 HU。吸收期始于脑出血后 3～7 天,可见血肿周围变模糊,水肿带增宽,血肿缩小并密度减低,小血肿可完全吸收。囊变期始于脑出血 2 个月以后,较大血肿吸收后常遗留大小不等的囊腔,伴有不同程度的脑萎缩。

(三)鉴别诊断

脑外伤出血,结合外伤史可以鉴别。

(四)特别提示

血肿不同演变时期 CT 显示的密度不同,容易误诊,应密切结合临床。

二、脑梗死

(一)病理和临床概述

脑梗死包括缺血性和出血性脑梗死及腔隙性脑梗死。缺血性脑梗死是指脑血管闭塞导致供血区域脑组织缺血性坏死。其原因有以下几种。①脑血栓形成:继发于脑动脉硬化、动脉瘤、血管畸形、炎性或非炎性脉管炎等;②脑栓塞:如血栓、空气、脂肪栓塞;③低血压和凝血状态。病理上分为缺血性、出血性和腔隙性脑梗死。出血性脑梗死是指部分缺血性脑梗死的继发梗死区内出血。腔隙性脑梗死是深部髓质小动脉闭塞所致,为脑深部的小梗死,在脑卒中病变中占20%,主要好发于中老年人,常见于基底核、内囊、丘脑、放射冠及脑干。

(二)诊断要点

1.缺血性梗死

CT 示低密度灶,其部位和范围与闭塞血管供血区一致,皮髓质同时受累,多呈扇形。基底贴近硬膜,可有占位效应。2～3 周时可出现"模糊效应",病灶变为等密度而不可见。增强扫描可见脑回状强化。1～2 个月后形成边界清楚的低密度囊腔(图 2-23A)。

2.出血性梗死

CT 示在低密度脑梗死灶内,出现不规则斑点、片状高密度出血灶,占位效应较明显(图 2-23B)。

3.腔隙性梗死

CT 表现为脑深部的低密度缺血灶,大小为 5～15 mm,无占位效应(图 2-23C)。

(三)鉴别诊断

1.胶质瘤

结合病史及实验室检查。

2.脑炎

结合病史和临床症状及实验室检查。

(四)特别提示

CT 对急性期及超急性期脑梗死的诊断价值不大,应行 MRI 弥散加权扫描。病情突然加重时应行 CT 复查,明确有无梗死后出血即出血性脑梗死,以指导治疗。

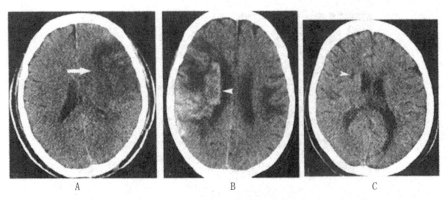

图 2-23　脑梗死

A.男性患者,75 岁,突发肢体偏瘫 1 天,CT 显示左侧额、颞叶大片低密度梗死灶(箭头所示);B.女性患者,64 岁,突发肢体偏瘫 5 小时,经诊断为右颞大片脑梗死后入院后行溶栓治疗,3 天后病情加重,CT 显示右侧颞顶叶大片出血性脑梗死(箭头所示);C.女性患者,67 岁,头昏3 天,CT 显示右侧颞叶基底核区腔隙性脑梗死(箭头所示)

三、动脉瘤

(一)病理和临床概述

动脉瘤好发于脑底动脉环及附近分支,是蛛网膜下腔出血的常见原因。发生的主要原因是血流动力学改变,尤其是血管分叉部血癌流动对血管壁形成剪切力及搏动压力造成血管壁退化;动脉粥样硬化也是常见因素;另外常与其他疾病伴发,如纤维肌肉发育异常、马方综合征等。按形态可分为常见的浆果形、少见的梭形及罕见的主动脉夹层。浆果形的囊内可有血栓形成。

(二)诊断要点

动脉瘤分为 3 型。Ⅰ型为无血栓动脉瘤(图 2-24A),平扫呈圆形高密度区,均一性强化;Ⅱ型为部分血栓动脉瘤(图 2-24B),平扫中心或偏心处为高密度区,中心和瘤壁强化,其间血栓无强化,呈"靶征";Ⅲ型为完全血栓动脉瘤,平扫呈等密度灶,可有弧形或斑点状钙化,瘤壁环形强化。动脉瘤破裂时 CT 图像上多数不能显示瘤体,但可见并发的蛛网膜下腔出血、脑内血肿、脑积水、脑水肿和脑梗死等改变。

(三)鉴别诊断

1.脑膜瘤

脑膜瘤与脑膜宽基相接。

2.脑出血

结合病史及临床症状。

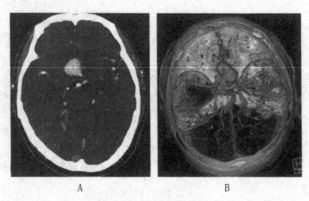

图 2-24　前交通动脉瘤

A.男性患者,24 岁,因不明原因蛛网膜下腔出血而行 CT 检查,增强可
见鞍上池前方存在一囊样结节灶,强化程度与动脉相仿;B.CT 血管成
像的容积重建显示为前交通动脉瘤

(四)特别提示

CT 血管成像对动脉瘤显示价值重大,可以立体旋转观察载瘤动脉、瘤颈及
其同周围血管的空间关系。

四、脑血管畸形

(一)病理和临床概述

脑血管畸形为胚胎期脑血管的发育异常,根据 McCormick 1996 年分类,分
为动静脉畸形、静脉畸形、毛细血管扩张症、血管曲张和海绵状血管瘤等。动静
脉畸形最常见,好发于大脑中动脉、后动脉系统,由供血动脉、畸形血管团和引流
静脉构成。好发于男性,以 20～30 岁最常见。儿童常以脑出血、成人以癫痫
就诊。

(二)诊断要点

CT 平扫显示不规则混杂密度灶,可有钙化,并呈斑点或弧线形强化,水肿和
占位效应缺乏(图 2-25A)。可合并脑血肿、蛛网膜下腔出血及脑萎缩等改变。

(三)鉴别诊断

海绵状血管瘤增强扫描呈轻度强化,病灶周围无条状、蚓状强化血管影。
MRI 可显示典型的网格状或爆米花样高低混杂信号,周围见低信号环。

(四)特别提示

CT 血管成像价值重大,可以立体旋转观察供血动脉和引流静脉
(图 2-25B)。磁共振血管成像显示更清楚。

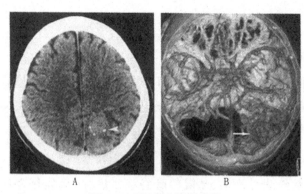

图 2-25　颅内动静脉畸形

A.男性患者,患者 19 岁,因癫痫不规则发作 5 年来院检查,CT 平扫显示左侧顶、枕部脑实质内可见多发斑点状钙化影(箭头所示),局部脑实质密度增高。数字减影血管造影证实为颅内动静脉畸形;B.CT 血管成像的容积重建显示为左侧顶枕叶动静脉畸形

第五节　其他脑病

其他脑病主要讲述皮质下动脉硬化性脑病和蛛网膜囊肿。

一、皮质下动脉硬化性脑病

(一)病理和临床概述

皮质下动脉硬化性脑病又称 Binswanger 病,属于脑血管疾病的一种,发病的基础是脑动脉硬化,临床特点是出现进行性痴呆。常见于 60 岁以上有高血压病史及其他动脉硬化征象者。

(二)诊断要点

CT 表现为脑室周围白质区与半卵圆中心呈对称性散在或融合的低密度区,以前角周围明显,多伴有基底核、丘脑与内囊,多发小梗死灶及脑萎缩征象。

(三)鉴别诊断

本病注意同脑梗死及脑炎等鉴别。

(四)特别提示

磁共振影像多参数成像,可以提供更多信息。

二、蛛网膜囊肿

(一)病理和临床概述

蛛网膜囊肿分为先天性和继发性两类。前者可能由胚胎发育过程中突入蛛网膜下腔的蛛网膜小块发展而成;后者多因外伤、炎症等引起蛛网膜广泛粘连的结果。临床表现与颅内占位病变相似。

(二)诊断要点

CT 表现为脑外边界清楚、光滑的脑脊液密度区,无强化表现。左侧颅中窝蛛网膜囊肿,见脑脊液样低密度影,边缘光整,与正常脑实质分界清,内密度均匀。

(三)鉴别诊断

表皮样囊肿因含有脂质成分,密度较低。常伴有钙化。

(四)特别提示

本病可以在 CT 定位下进行立体定向穿刺抽吸囊液,但需认真评估。

三、放射性脑病

(一)病理和临床概述

放射性脑病是头颈部恶性肿瘤放射治疗时常见的中枢神经系统并发症。出现的症状分 3 期。急性期:此阶段出现在放疗之后几天到 2 周的时间;早期迟发性反应期:此阶段发生时间通常在放疗后几周到 3 个月,该阶段维持的时间比较短;晚期迟发性反应期:这是最后的阶段,发生时间通常在放疗后几个月直到 10 年或是多于 10 年,这段时期比较长,患者需要不断与疾病进行抗争,如果不加注意,可能会导致死亡。晚期迟发性反应期还可以细分为局限性放射性坏死及弥漫性脑白质损伤,也可以同时发生。临床表现包括头痛、恶心与呕吐等颅内高压症状,以及脑局灶性神经损害症状。

(二)诊断要点

急性期及早期迟发性反应期进行 CT 平扫时,出现的现象是低密度水肿区普遍存在,而且这些区域不具备特异性,进行增强扫描后没有强化现象出现。

局限性放射性坏死平扫示病灶低密度,灶周水肿明显,常有不同程度的占位效应,增强后多无强化。脑内颞叶由于接受放疗的剂量最大,故脑水肿和脑软化灶多发生于该区。CT 平扫呈低密度灶。放射性脑病 CT 平扫可见左侧颞叶存在大片指状水肿低密度灶。

弥漫性脑白质损伤可见脑室周围脑白质、半卵圆形中心广泛低密度区,增强后无强化。

(三)鉴别诊断

(1)胶质瘤增强扫描可见强化,部分患者放疗后可并发放射性脑病。

(2)转移瘤一般多发,多见于皮髓质交界处、小病灶、大水肿,增强扫描示环状或结节状强化,随访发现病灶有进展

(四)特别提示

结合放疗史,并进行磁共振影像检查。

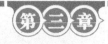

腹部疾病的CT诊断

第一节　胃十二指肠疾病

一、溃疡性疾病

(一)病理和临床概述

胃十二指肠溃疡是消化道常见疾病,十二指肠较胃多见,与胃酸水平及幽门螺杆菌感染有关。病理表现为胃壁溃烂、缺损,形成壁龛。临床表现为长期反复上腹疼痛。

(二)诊断要点

CT、MRI对胃十二指肠溃疡的诊断价值不大,尤其是良性溃疡;恶性溃疡较不典型时表现为胃壁不规则增厚或腔外软组织肿块。

(三)鉴别诊断

本病与溃疡型胃癌鉴别需活检。

(四)特别提示

溃疡性病变主要靠钡剂造影或胃镜诊断,CT在观察溃疡穿孔、恶变等方面有一定优势。

二、憩室

(一)病理和临床概述

十二指肠憩室占消化道憩室的首位,胃憩室少见。病因不清,可能与先天性肠壁发育薄弱有关,病理为多层或单层肠壁向腔外囊袋状突出,多位于十二指肠内侧。单纯憩室无症状,合并憩室炎或溃疡时可有上腹痛、恶心、呕吐等症状。

(二)诊断要点

CT 检查表现为圆形或卵圆形囊袋状影,与肠腔关系密切,三维重组常见一窄颈与肠腔相连。其内密度混杂,含有气体、液体或高密度对比剂。十二指肠乳头旁憩室常引起胆管及胰管扩张(图 3-1)。

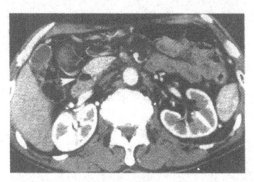

图 3-1　胃十二指肠球后憩室

CT 显示可见十二指肠降部前方类圆形空气集聚

(三)鉴别诊断

胃十二指肠憩室具有典型表现,行钡剂造影检查一般可确诊。

(四)特别提示

胆管、胰管扩张患者,在排除结石及肿瘤后,应考虑到十二指肠壶腹部憩室可能。

三、胃淋巴瘤

(一)病理和临床概述

原发性胃淋巴瘤起源于胃黏膜下层淋巴组织,肿瘤局限于胃肠壁及其周围区域淋巴结;也可继发于全身恶性淋巴瘤。临床症状除上腹痛、消瘦及食欲减退外,可有胃出血、低热等。

(二)诊断要点

胃壁广泛或节段性增厚,胃腔变形缩小,增厚胃壁密度较均匀。增强扫描示增厚胃壁均匀强化,其强化程度较皮革样胃低。肾门上下淋巴结肿大或广泛主动脉旁淋巴结肿大,常侵犯胰腺(图 3-2)。

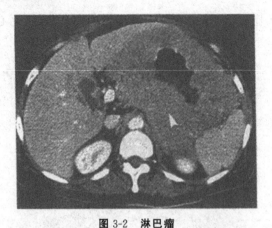

图 3-2　淋巴瘤

CT 检查显示胃体部胃壁弥漫性增厚(箭头所示),强化均一,胃腔狭窄

(三)鉴别诊断

本病需与胃癌鉴别,胃壁增厚、胃腔缩小不明显,较少侵犯胃周脂肪层及增强强化效应不及胃癌等征象有助于胃淋巴瘤诊断。

(四)特别提示

CT 对检出早期淋巴瘤比较困难,但能充分显示中晚期淋巴瘤的病变全貌。病变确诊依靠活检。

四、胃间质瘤

(一)病理和临床概述

胃间质瘤是一类独立来源于胃间叶组织的非定向分化肿瘤,以往将其诊断为平滑肌或神经源性肿瘤。多数间质瘤为恶性,好发于胃体,以膨胀性、腔外性生长为主,肿瘤越大,恶性可能性越大。临床表现为进行性上腹疼痛,有呕血及柏油样便,可触及包块。

(二)诊断要点

肿瘤较大,常在 5 cm 以上,腔外肿块常向腹腔薄弱区域突出,肿块密度不均,有坏死、囊变,增强扫描呈中等度不均质强化;肿块腔内部分凹凸不平,可见溃疡龛影。腔外肿块有向邻近结构浸润现象(图 3-3)。

(三)鉴别诊断

本病同胃癌、肝肿瘤、淋巴瘤等鉴别,膨胀性、腔外性生长有助于间质瘤诊断。

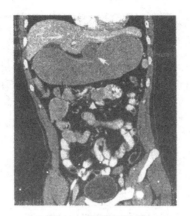

图 3-3　多发间质瘤

CT 显示胃小弯及十二指肠旁腔外肿块(箭头所示),密度
不均,有坏死、囊变,增强扫描呈中等度不均质强化

(四)特别提示

CT 重建有助于判断肿瘤起源部位。要明确病理诊断必须进行光镜检查及免疫组化检测,包括C-KIT、PDGFRα 和 CD34。

五、胃癌

(一)病理和临床概述

胃癌在我国消化道肿瘤中居首位。病因至今不明,好发年龄为 40~60 岁,可发生在胃的任何部位,以胃窦、小弯、贲门常见。胃癌起于黏膜上皮细胞,都为腺癌。早期胃癌临床症状轻微,进行期胃癌表现为上腹痛、消瘦及食欲减退。

(二)诊断要点

胃壁局限或广泛增厚,胃腔狭窄,胃腔内形成不规则软组织肿块,表面凹凸不平,早期扫描示肿瘤强化明显。周围组织受侵时表现为胃周脂肪层模糊消失,腹腔腹膜后淋巴结增大,常伴肝转移(图 3-4)。

(三)鉴别诊断

胃平滑肌瘤,边界光整规则,瘤内易出现出血坏死、囊变及钙化,有套叠征、胃溃疡。

(四)特别提示

胃肠造影检查只能观察胃腔内结构,CT 检查意义在于发现胃周结构侵犯情况,腹腔腹膜后有无淋巴结转移等,对临床分期有重要意义。

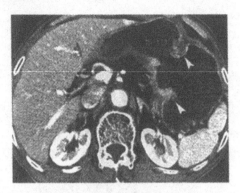

图 3-4　胃癌

CT 显示胃小弯侧前、后壁不规则增厚（箭头所示），后壁

见浅大腔内溃疡，增强扫描示动脉期明显强化

第二节　肝脏常见疾病

一、肝囊肿

(一)病理和临床概述

肝囊肿是比较常见的良性疾病，根据发病原因不同，可将其分为非寄生虫性和寄生虫性肝囊肿。非寄生虫性又分为先天性和后天性（如创伤、炎症性和肿瘤性，又称为假性囊肿）。以先天性肝囊肿最常见，先天性起源于肝内迷走的胆管，或因肝内胆管和淋巴管在胚胎期发育障碍所致。可单发或多发，肝内存在 2 个以上囊肿者称为多发性肝囊肿。有些病例两肝散在大小不等的囊肿，又称为多囊肝，通常并存有肾、胰腺、脾、卵巢及肺等部位的囊肿。本节主要讨论先天性肝囊肿的表现。临床一般无表现，巨大囊肿可压迫肝和邻近脏器产生相应症状（图 3-5）。

(二)诊断要点

CT 上表现为单个或多个、圆形或椭圆形、密度均匀、边缘光滑的低密度区，CT 值接近于水。合并出血或感染时密度可以增高。增强后囊肿不强化。

(三)鉴别诊断

囊性转移瘤；肝包虫囊肿；肝囊肿无强化，密度均匀可鉴别。

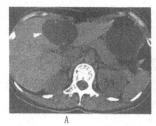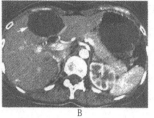

图 3-5　肝囊肿

A.CT 平扫可见左侧肝叶呈低密度囊性改变(箭头所示),张力较高;

B.CT 增强扫描可见左侧肝叶囊性病变(箭头所示)未见强化

(四)特别提示

肝囊肿的诊断和随访应首选 B 超,其敏感度和特异性高。对于疑难病例,可选用 CT 或 MRI。其中 MRI 对小囊肿的准确率最高,CT 因部分容积效应有时不易区分囊性或实质性。

二、肝内胆管结石

(一)病理和临床概述

我国肝内胆管结石的发病率约为 16.1%,几乎全是胆红素钙石,由胆红素、胆固醇、脂肪酸与钙盐组成。可为双侧肝内胆管结石,也可限于左肝或右肝。肝内胆管结石的形成与细菌感染、胆汁滞留有关。肝内胆管结石与肝内胆管狭窄、扩张并存较多见,因此有胆汁的滞留。狭窄于两侧肝管均可见到,以左侧多见,也可见于肝门左、右肝管汇合部。主要临床表现有:①患者疼痛不明显,发热、寒战明显,周期性发作;②疼痛放射至下胸部、右肩胛下方;③黄疸;④多发肝内胆管结石者易发生胆管炎,急性发作后恢复较慢;⑤肝大、肝区叩击痛;⑥多发肝内胆管结石者,多伴有低蛋白血症及明显贫血;⑦肝内胆管结石广泛存在者,后期会出现肝硬化、门静脉高压。

(二)诊断要点

(1)单纯肝内胆管结石或伴肝外胆管结石、胆囊结石,按结石成分 CT 表现可分为 5 种类型:高密度结石;略高密度结石;等密度结石;低密度结石;环状结石。肝内胆管结石的 CT 表现与其成分有关,所以,CT 可以提示结石的类型。肝内胆管结石 CT 表现主要为管状、不规则高密度影,典型者在胆管内形成铸型结石,密度与胆汁相比从等密度到高密度不等,以高密度为多见。结石位于远端较小分支时,肝内胆管扩张不明显;结石位于肝内较大胆管者,远端小分支扩张。

(2)肝内胆管结石伴感染:肝内胆管结石可以伴感染,主要有胆管炎、胆管周围脓肿形成等。CT 表现为胆管壁增厚,有强化;对胆管周围脓肿,CT 可以表现为胆管周围可见片状低密度影或呈环形强化及延迟强化等。

(3)肝内胆管结石伴胆管狭窄:CT 可以显示结石情况及逐渐变细的胆管形态。

(4)肝内胆管结石伴胆管细胞癌:CT 增强扫描可以在显示肝内胆管结石及扩张胆管的同时,对肿块的位置、大小、形态及其对周围肝实质侵犯情况可以精确分析,动态增强扫描有特异性的表现。依表现分为 2 型:肝门型和周围型。肝门型主要表现有占位近侧胆管扩张,70%以上可显示肿块,呈中度强化。局限于腔内的小结节时,可以显示胆管壁的增厚和强化、腔内软组织影和显示中断的胆管。动态增强扫描示其强化方式呈延迟强化,具有较高的特异性。周围型病灶一般较大,在平扫和增强扫描中,都表现为低密度。多数病例有轻度到中度强化,以延迟强化为主,常伴有病灶内和(或)周围区域胆管扩张。

(三)鉴别诊断

肝内胆管结石容易明确诊断,主要需要将肝内胆管结石伴间质性肝炎与胆管细胞癌相鉴别。

(四)特别提示

肝内胆管结石的影像学检查一般首选 B 超、CT 和 MRI,由于单纯的胆管结石较少,伴有胆管炎、胆管狭窄的居多,所以,磁共振胆胰管造影因其可以完整显示胆管系统又成为一项重要的检查项目。但单纯磁共振胆胰管造影对伴有胆管细胞癌或不伴胆管扩张的胆管结石显示效果不佳,CT 和 MRI 及增强扫描的价值重大(图 3-6)。

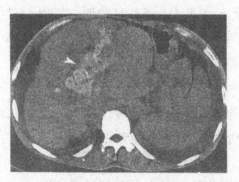

图 3-6　肝内胆管结石

CT 显示左肝内胆管内存在多发结节状高密度灶(箭头所示),肝内胆管扩张,肝脾周围少量积液

三、肝脏挫裂伤

(一)病理和临床概述

肝脏挫裂伤,肝脏由于体积大、肝实质脆性大、包膜薄等特点,在腹部受到外力撞击容易产生闭合伤,多由高处坠落、交通意外引起。临床表现为肝区疼痛,严重者出现失血性休克。

(二)诊断要点

1.肝包膜下血肿

包膜下可见镰状或新月状等低密度区,周围肝组织弧形受压。

2.肝实质血肿

肝内可见圆形、类圆形或星芒形低密度灶。

3.肝撕裂

肝撕裂CT表现为多条线状低密度影,边缘模糊(图3-7)。

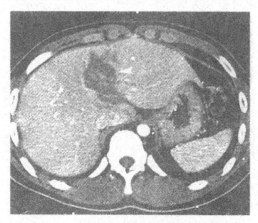

图3-7　肝脏挫裂伤

CT显示肝左叶内片状低密度灶,边缘模糊(箭头所示),增强扫描示内部轻度不均质强化

(三)鉴别诊断

结合病史,容易诊断。

(四)特别提示

CT检查能准确判断肝外伤的部位、范围,肝实质损伤和大血管的关系,腹腔积血的量,为外科决定手术或保守治疗提供重要依据。

四、肝脓肿

(一)病理和临床概述

肝脓肿是肝内常见的炎性病变,分细菌性、阿米巴性、真菌性、结核性等,以细菌性、阿米巴性肝脓肿多见。肝脓肿病理改变可分为 3 层结构,中心为组织液化坏死,中间为含胶原纤维的肉芽组织构成,外周为移行区域,为伴有细胞浸润及新生血管的肉芽组织。临床表现为肝大、肝区疼痛、发热及白细胞计数升高等急性感染表现。

(二)诊断要点

平扫可见肝实质存在圆形或类圆形低密度病灶,中央为脓腔,密度均匀或不均匀,CT 值高于水、低于肝,有时可见积气或液平面。脓腔壁为较高密度环状阴影,急性期可见壁外水肿带,边缘模糊。增强扫描示脓肿壁明显环状强化,中央坏死区无强化,为典型"双环征",代表强化脓肿壁及水肿带。

"双环征"和脓肿内积气为肝脓肿特征性表现(图 3-8)。

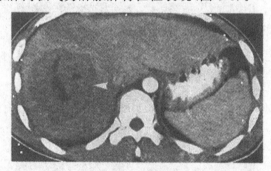

图 3-8 肝脓肿

CT 检查显示肝右叶类圆形混杂密度团块(箭头所示),增强扫描脓肿壁
见环状强化,外缘见晕征,中心区域低密度脓腔未见强化

(三)鉴别诊断

肝癌、肝转移瘤,典型病史及"双环征"有助于肝脓肿诊断。

(四)特别提示

临床起病急、进展快有助于肝脓肿诊断,不典型病例需随访观察。

五、肝硬化

(一)病理和临床概述

肝硬化是以肝脏广泛纤维结缔组织增生为特征的慢性肝病,正常肝小叶结构被取代,肝细胞坏死、纤维化,肝组织代偿性增生形成再生结节,晚期肝脏体积缩小。引起肝硬化的主要原因有乙肝、丙肝、酗酒、胆道疾病、寄生虫等。早期无明显症状,后期可出现腹胀、消化不良、消瘦、贫血及颈静脉曲张、肝脾大、腹水等症状。

(二)诊断要点

(1)肝叶比例失调:肝左叶的尾叶常增大,右叶萎缩,肝裂增宽,肝表面凹凸不平,表面呈结节状,晚期肝硬化肝体积普遍萎缩。

(2)肝脏密度不均匀:肝硬化再生结节为相对高密度,动态增强扫描见强化。

(3)脾大(>5个肋单位):脾静脉、门静脉扩张及侧支循环建立,出现胃短静脉、胃冠静脉及食管静脉曲张,部分患者见脾肾分流。

(4)腹水:表现为腹腔间隙水样密度灶。少量腹水常积聚于肝脾周围,大量腹水时肠管受压聚拢,肠壁浸泡水肿(图 3-9)。

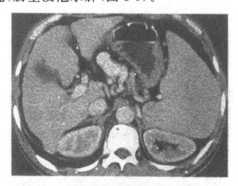

图 3-9 肝硬化

CT 检查显示肝脏体积缩小,肝叶比例失调,脾大,
门静脉扩张伴侧支血管形成

(三)鉴别诊断

弥漫型肝癌:增强扫描示动脉期肝内结节明显强化及门脉癌栓,甲胎蛋白显著升高等征象均有助于肝癌诊断。

(四)特别提示

CT 可直观显示肝脏形态和轮廓改变,观察肝密度改变,可初步判断肝硬化程度。同时可全方位显示肝内血管,为经颈静脉肝内门腔内支架分流手术的操作进行导向。

六、脂肪肝

(一)病理和临床概述

脂肪肝为肝内脂类代谢异常,诱发三酰甘油和脂肪酸在肝内聚积、浸润和变性,分局灶性脂肪浸润及弥漫性脂肪浸润 2 种。常见原因有肥胖、糖尿病、肝硬化、激素治疗及化疗后等。临床表现为肝大、高脂血症等。

(二)诊断要点

(1)局灶性脂肪浸润:表现为肝叶或肝段局部密度减低,密度低于脾脏,无占位效应,其内见血管纹理分布。

(2)弥漫性脂肪浸润:表现为全肝密度降低,肝内血管异常清晰(图 3-10)。

(3)常把肝/脾的 CT 比值作为脂肪肝治疗后的观察指标。

(三)鉴别诊断

肝癌;血管瘤;肝转移瘤;局限性脂肪肝或弥漫性脂肪肝中残存肝岛,有时呈圆形或类圆形,易误诊为肿瘤或其他病变。增强扫描表现、无占位效应、无门脉肝静脉阻塞移位征象可作为鉴别诊断依据。

(四)特别提示

对于肝岛、局灶性脂肪浸润及脂肪肝基础上伴有病变的检查,MRI 具有优势(图 3-10)。

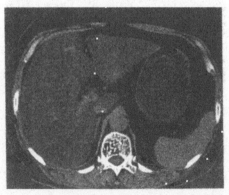

图 3-10　脂肪肝

CT 检查显示肝脏平扫密度均匀性减低,低于脾脏
密度,肝内血管纹理异常清晰

七、肝细胞腺瘤

(一)病因、病理及临床概述

肝细胞腺瘤与口服避孕药或合成激素有关,肿瘤由分化良好、形似正常的肝细胞组织构成,无胆管,表面光滑,有完整的假包膜。主要见于年轻女性,多无症状,停用避孕药后肿块可以缩小或消失。

(二)诊断要点

平扫为圆形低密度影,边缘锐利,少数为等密度。增强扫描示动脉期较明显强化。有时肿瘤周围可见脂肪密度包围环,为该肿瘤特征。

(三)鉴别诊断

1.肝癌

肝癌与肝细胞癌相比腺瘤强化较均匀,无结节中结节征象。

2.局灶性结节增生

中央瘢痕为其特征。

3.血管瘤

早出晚归,可多发。

(四)特别提示

肝腺瘤在CT上与其他实质性肿瘤表现相似,不易做出定性诊断。若有长期口服避孕药史,可供诊断参考。

八、肝脏局灶性结节增生

(一)病因病理及临床概述

肝脏局灶性结节增生,是一种相对少见的肝脏良性的丰富血供占位。病变常为单发,易发生于肝包膜下,边界多清晰,但无包膜,其病理表现为实质部分由肝细胞、Kupffer细胞、血管和胆管等组成,肝小叶的正常排列结构消失;肿块内部有放射性纤维瘢痕,瘢痕组织内包含一条或数条供血滋养动脉为其病理特征。临床多见于年轻女性,通常无临床症状。

(二)诊断要点

平扫表现为等或略低密度,中央瘢痕为更低密度;动态增强扫描示肝局灶性结节增生表现基本恒定,表现为动脉期明显均匀强化(中央瘢痕除外),程度强于肝细胞肝癌及海绵状血管瘤,门脉期强化程度降低,略高于正常肝组织,中央瘢痕一般延时强化(图 3-11)。

(三)鉴别诊断

本病主要与肝细胞肝癌鉴别,肝局灶性结节增生无特殊临床症状,中央瘢痕为其特征。

(四)特别提示

CT 可动态反映病灶的血供特点,定性能力强。对于不典型者,以放射性核素扫描和 MRI 检查意义大。

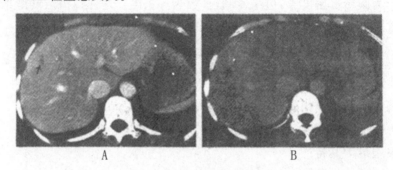

图 3-11　肝局灶性结节增生

CT 检查显示增强扫描肝右前叶类圆形团块强化,中央星芒瘢痕延迟期强化

九、肝血管平滑肌脂肪瘤

(一)病因、病理及临床概述

肝血管平滑肌脂肪瘤是一种较为少见的肝脏良性间叶性肿瘤,由血管、平滑肌和脂肪 3 种成分以不同比例组成。随着病理诊断水平的不断提高,近年来对其报道也逐渐增多,但由于该瘤的形态学变异多样化,因此大多数病例易误诊为癌、肉瘤或其他间叶性肿瘤。

(二)诊断要点

肝血管平滑肌脂肪瘤病理成分的多样化导致临床准确诊断该病存在一定困难。根据 3 种组织成分的不同比例将肝血管平滑肌脂肪瘤分为 4 种类型。①混合型:各种成分比例基本接近(脂肪为 10%~70%)。混合型肝血管平滑肌脂肪瘤是该病常见的一种类型,CT 平扫为含有脂肪的混杂密度,各种成分的比例相近,增强扫描示动脉期软组织成分有明显强化,多数能持续到门静脉期,病灶中心或边缘可见高密度血管影(图 3-12A～B)。②平滑肌型:根据其形态分为上皮样型、梭形细胞型等。平滑肌型肝血管平滑肌脂肪瘤中脂肪含量<10%,动脉期

及门静脉期强化都略高于周围肝组织,但术前准确诊断困难(图 3-12C~E)。③脂肪型(脂肪≥70%):脂肪型肝血管平滑肌脂肪瘤的影像学表现相对有特征性,脂肪影是其特征性CT表现之一。其他成分的比值相对较少。因此在CT扫描时发现有低密度脂肪占位应高度怀疑肝血管平滑肌脂肪瘤(图 3-12F)。④血管型:血管型肝血管平滑肌脂肪瘤的诊断依靠动态增强扫描。发现大多数此类的肝血管平滑肌脂肪瘤在注射对比剂后40秒,病灶达到增强峰值,延迟期(>4 分钟)病灶仍然强化,强化方式酷似血管瘤,造成鉴别诊断困难,主要靠病灶内含有脂肪及中心高密度点状血管影加以区分。

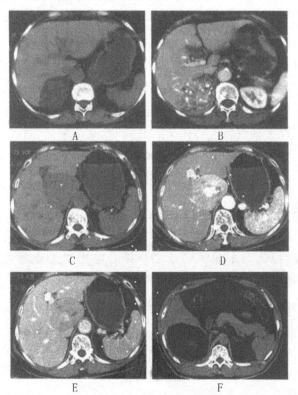

图 3-12　肝脏血管平滑肌脂肪瘤

A、B.为混合型:可见脂肪低密度及软组织影、增强的血管影;C~E.为上皮样型:实质内未见明显脂肪密度,中央可见粗大畸形的血管影,增强扫描为"快进快出"模式;F.为脂肪型,大部分为脂肪密度

(三)鉴别诊断

(1)脂肪型肝血管平滑肌脂肪瘤首先要与肝脏含脂肪组织的肿瘤鉴别。①脂肪瘤及脂肪肉瘤:CT 值多在 −60 HU 以下,而且无异常血管及强化组织,

脂肪肉瘤形态不规则,边缘不光滑;②肝局灶性脂肪浸润:常呈扇形或楔形,无占位表现,其内有正常血管穿过;③肝癌病灶内脂肪变性:弥散分布,界限不清,伴有液化坏死和血管侵犯,有肝硬化和甲胎蛋白升高;④髓源性脂肪瘤:由于缺乏血供,血管造影呈缺乏血供或少血供。

(2)平滑肌型肝血管平滑肌脂肪瘤需要与肝癌、腺瘤、血管瘤等相鉴别。①肝细胞型肝癌:增强扫描为"早进早出",动脉期多为明显强化,呈高密度,但门静脉期及平衡期强化不明显,密度相对低于周围正常肝组织。肝血管平滑肌脂肪瘤的软组织成分在门静脉期仍呈稍高密度,尤其是脂肪成分少的肝血管平滑肌脂肪瘤容易误诊为肝癌。②肝脏转移瘤或腺瘤:鉴别诊断主要依赖于病史,瘤内出血、坏死有助于鉴别肝腺瘤。③肝血管平滑肌脂肪瘤的强化方式和血管瘤的强化方式相似,在平衡期仍然为较高密度。肝血管瘤由扩张的血管及血窦组成,血窦内衬内皮细胞,有厚薄不一的纤维隔,其血供特点为"快进慢出"。在增强扫描时强化密度与肝动脉相近,动脉期、门静脉期均多为明显强化,而平衡期多为稍高密度。较大的肝血管瘤内可有纤维化,呈低密度,与肝血管平滑肌脂肪瘤内含脂肪的低密度明显不同,因而鉴别诊断主要依靠肝血管平滑肌脂肪瘤内的脂肪成分及中心血管影。

(四)特别提示

动态增强多期扫描可充分反映肝血管平滑肌脂肪瘤的强化特征,有助于提高诊断的准确性,但是对不典型病灶必须结合临床病史和其他影像检查方法,CT 引导下细针抽吸活检对肝脏肝血管平滑肌脂肪瘤的诊断很有帮助。少脂肪的肝血管平滑肌脂肪瘤可以行 MRI 同相位、反相位扫描。

十、肝脏恶性肿瘤

(一)肝癌

1.病因、病理及临床概述

肝癌是成人最常见的恶性肿瘤之一,肝癌患者大多具有肝硬化背景。有3 种组织学类型:肝细胞型、胆管细胞型、混合细胞型。肿瘤主要由肝动脉供血,易发生出血、坏死、胆汁淤积。肿块>5 cm 为巨块型,<5 cm 为结节型,细小癌灶广泛分布为弥漫型。纤维板层样肝细胞癌为一种特殊类型肝癌,以膨胀性生长、较厚包膜及瘤内钙化为特征,多好发青年人,无乙型肝炎、肝硬化背景。

2.诊断要点

(1)肝细胞型肝癌:表现为或大或小、数目不定的低密度灶。CT 值低于正常肝组织 20 HU 左右。有包膜者边缘清晰；边缘模糊不清，表明浸润性生长特征，常侵犯门静脉及肝静脉。有些肿瘤分化良好平扫呈等密度。增强扫描表现多种多样，通常动脉期癌灶明显不均匀强化，门静脉期及延迟期快速消退，即所谓的"快进快出"强化模式（图 3-13）。

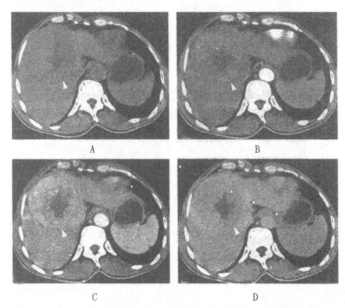

A   B

C   D

图 3-13　肝癌的平扫、动脉期、静脉期及延迟扫描

A～D.为 CT 显示动脉期扫描呈肝脏右叶病灶明显强化，见条状供血血管影。静脉期及延迟期扫描示病灶强化程度降低，见假包膜强化

（2）胆管细胞型肝癌：平扫为低密度肿块，增强动脉期无明显强化，门静脉期及延迟期边缘强化、并向中央扩展。发生在较大胆管者，可见肿瘤近端胆管呈节段性扩张（图 3-14）。

3.鉴别诊断

本病同肝血管瘤、肝硬化再生结节、肝转移瘤等区别，乙型肝炎病史、甲胎蛋白升高，并肝内胆管结石及门脉癌栓等均有助于肝癌诊断。

4.特别提示

一般肝癌通过典型 CT 表现、慢性肝病史、甲胎蛋白浓度升高可确诊。部分不典型者可通过影像引导下穿刺活检明确诊断。

（二）肝转移瘤

1.病因、病理及临床概述

由于肝脏为双重供血，其他脏器的恶性肿瘤容易转移至肝脏，尤以门静脉为多,故消化系统肿瘤转移占首位,其次为肺、乳腺等肿瘤。肝转移性肿瘤多为结节或圆形团块状,中心易发生坏死、出血和囊变,钙化较常见。

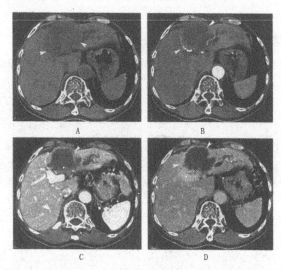

图 3-14　左肝外叶胆管细胞癌

A.左肝外叶萎缩,平扫可见肝内低密度肿块(箭头所指);B~D.左肝肿块逐渐强化,边缘不规则

2.诊断要点

CT 检查可发现 90% 以上肿瘤,表现为单发或多发圆形低密度灶,大部分病灶边缘较清晰,密度均匀,CT 值为 15~45 HU,若中心坏死、囊变,密度则更低。若有出血、钙化则局部为高密度。增强扫描示瘤灶边缘变清晰,呈花环状强化,称"环靶征",部分病灶中央延时强化,称"牛眼征"(图 3-15)。

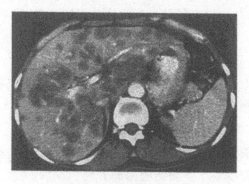

图 3-15　乳腺癌肝转移

CT 检查显示肝内见广泛低密度结节及团块状转移瘤,境界较清,增强扫描边缘环状强化

3.鉴别诊断

本病同肝癌、肝血管瘤、肝硬化再生结节、局灶性脂肪浸润等鉴别。

4.特别提示

结合原发病灶,一般诊断不难。多血供肿瘤有平滑肌肉瘤、肾癌、甲状腺癌、胰岛细胞瘤;少血供肿瘤有胃癌、胰腺癌及恶性淋巴瘤;黏液腺癌易产生钙化;结肠癌、平滑肌肉瘤易发生出血、坏死;直肠癌可为单发巨大肿块;卵巢癌常见肝包膜种植转移。

十一、肝脏血管性病变

(一)肝海绵状血管瘤

1.病因、病理及临床概述

肝海绵状血管瘤起源于中胚叶,为中心静脉和门静脉发育异常所致。由大小不等的血窦组成,血窦内充满血液,与正常肝组织间有薄的纤维包膜。瘤体小至数毫米,大至数十厘米,直径>4 cm者称巨大血管瘤。小血管瘤无症状,巨大血管瘤出现压迫症状,血管瘤破裂致肝内或腹腔出血。

2.诊断要点

平扫为圆形或类圆形低密度灶,边缘清晰,密度均匀。动态增强扫描示动脉期病灶周边结节或环状强化,门静脉期逐渐向中心充填,延迟期(5～10分钟)病灶大部或全部强化。整个强化过程称"早出晚归",为血管瘤的特征性征象。巨大血管瘤可见分隔或钙化。大血管瘤内部多有纤维、血栓及分隔而不强化(图3-16)。

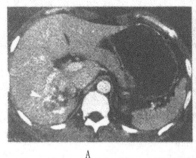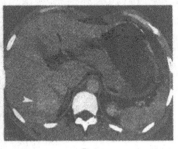

A   B

图 3-16　肝海绵状血管

A、B.为CT检查显示增强扫描示右肝病灶边缘结节环状

强化,平衡期病灶被充填呈高密度改变

3.鉴别诊断

肝细胞癌的"快进快出"强化模式与血管瘤容易鉴别;转移瘤一般有原发病

史,且呈环状强化。

4.特别提示

CT 是诊断血管瘤的主要手段,但若未做延迟扫描或时间掌握不好,可能会误诊;特别是伴有脂肪肝的患者,CT 诊断较困难,可选用 MRI 检查,MRI 诊断血管瘤有特征表现。

(二)布-加综合征

1.病因、病理及临床概述

布-加综合征是指肝静脉流出道阻塞和由此引起的相应表现,阻塞可以发生于肝与右心房之间的肝静脉或下腔静脉内。布-加综合征是一类全球性疾病,其发病率、病因、病变类型及临床表现具有一定地域性。在亚洲,布-加综合征多由下腔静脉膜性闭塞所致,多无明确病因。临床主要表现为下腔静脉梗阻和门静脉高压症状,发病年龄以 20～40 岁为多见,男性略高于女性,如诊断不及时可以导致肝实质纤维化、肝硬化甚至肝衰竭而死亡。布-加综合征依据其病变类型和阻塞部位临床上分为肝静脉阻塞型、下腔静脉阻塞型及肝静脉、下腔静脉均阻塞型。

2.诊断要点

CT 表现有以下特征:①肝静脉和(或)下腔静脉明显狭窄或闭塞。CT 可以直接显示肝静脉和下腔静脉的情况。②肝实质内呈网格状改变或局部低密度影,增强扫描时呈渐进式强化,为肝淤血所致的局部区域有相对减弱的动脉血流,窦后压力增高,门静脉血流减慢所致。显示门静脉高压的征象包括腹水、胆囊水肿、胆囊静脉显示及侧支循环形成等。③肝内侧支血管:在 CT 增强上表现为多发"逗点状"异常强化灶,为扭曲祥状血管,尤其在延迟期扫描可以显示肝内迂曲高密度影。④肝硬化改变,伴或不伴轻度脾大。⑤肝脏再生结节:病理检查中,60%～80% 的布-加综合征患者肝内可见到 >5 mm 的多发的再生结节,也称腺瘤性增生结节或结节样再生性增生。通常为散在多发,呈圆形或类圆形,边界清楚,大小不等,通常直径为 0.2～4.0 cm,少数可达 7～10 cm。部分位于周边的结节可引起肝轮廓改变(图 3-17)。

3.鉴别诊断

(1)多发性肝转移瘤:其强化多为边缘强化,多个转移结节呈明显均一强化者少见,与布-加综合征的再生结节不同,结合其他影像学表现及临床资料不难鉴别。

(2)与可能合并的肝细胞癌进行鉴别:肝细胞癌有其特征性的"快进快出"强化模式,血浆甲胎蛋白浓度的升高可提示肝细胞癌的发生。

（3）肝局灶性结节增生：肝局灶性结节增生在延迟扫描中可以有进一步强化。但鉴别意义不大，因为两者都是属于肝细胞及血管等间质过度增殖形成的良性结节。

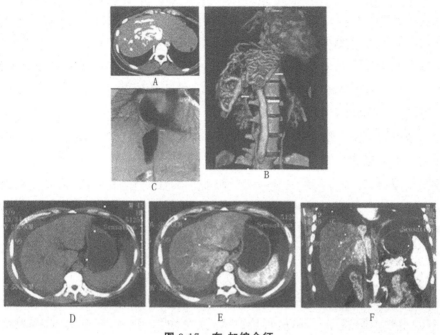

图 3-17　布-加综合征

A、B.为 CT 增强延迟扫描和容积重建，可见肝中、右静脉内造影剂滞留，下腔静脉内造影剂滞留明显（箭头所指）；C.为数字减影血管造影，下腔静脉造影可见膜状物；D～F.为另一例男性患者，45 岁，平扫示肝脏密度不均匀，有腹水；增强扫描可见肝实质明显不均匀强化；冠状位重建可见下腔静脉肝内段明显受压

4.特别提示

MRI 和 CT 能很好地显示肝脏实质信号或密度的改变，增强以后能清楚地显示血管结构及血供变化情况。另外，MRI 可以多方位做肝血管成像，最大限度地显示血管结构而不用静脉注射造影剂。特别对于那些因血管病变严重或肝静脉开口闭塞即使行血管造影也难以显示的血管结构，能够清楚地显示。相位敏感技术及 MRI 血管造影有助于评价门静脉的通畅度和血流方向。超声检查是诊断布-加综合征的首选检查方法，可为临床病变的定位、分型提供可靠的诊断，但超声检查的局限性在于不能全面评价凝血块或肿瘤累及下腔静脉或肝静脉的情况。静脉造影是诊断的金标准，目前采用介入方法治疗布-加综合征已十分普遍。

(三)肝小静脉闭塞病

1.病因、病理及临床概述

肝小静脉闭塞病是指肝小叶中央静脉和小叶下静脉损伤导致管腔狭窄或闭塞产生的肝内窦后性门静脉高压症。本病的致病原因据目前所知有两大类,一是食用含吡咯双烷类生物碱的植物或被其污染的谷类;二是肿瘤化疗药物和免疫抑制药的应用。另有文献认为,肝区放疗3~4周,对肝照射区照射剂量超过35 Gy时也可发生本病。含吡咯双烷类生物碱的植物与草药有野百合碱、猪屎豆、千里光(又名狗舌草)、"土三七"等。

病理表现:急性期肝小叶中央区的肝细胞由于静脉回流不畅致出血坏死,无炎细胞浸润。亚急性期肝小叶、肝小静脉支内皮增生、纤维化致管腔狭窄,出现血液回流障碍;周围有广泛的纤维组织增生。慢性期呈同心源性肝硬化的表现。

急性期起病急骤,上腹剧痛、腹胀、腹水,黄疸、下肢水肿少见,有肝功能异常;亚急性的特点是持久性的肝大,反复出现腹水;慢性期表现以门静脉高压为主。

2.诊断要点

(1)CT平扫:肝大,密度降低,严重者呈"地图状"、斑片状低密度,呈中到大量腹水。

(2)增强动脉期:肝动脉呈代偿改变,血管增粗、扭曲,肝脏可有轻度的不均匀强化。

(3)门静脉期:特征性的"地图状"、斑片状强化和低灌注区;肝静脉显示不清,下腔静脉肝段明显变扁,远端不扩张亦无侧支循环,下腔静脉、门静脉周围见"晕征"或"轨道征",胃肠道多无淤血表现(图3-18)。

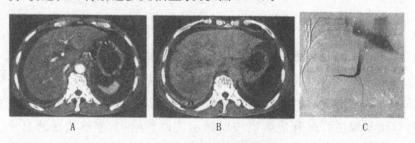

A   B   C

图3-18 肝小静脉闭塞病

A、B、C.为该患者服用"土三七"20天后出现腹水,肝功能损害。CT示肝淤血改变,肝静脉未显示,门静脉显示正常,侧支循环较少。造影见下腔静脉通畅,副肝静脉显示良好

(4)延迟期:肝内仍可有斑片、"地图状"的低密度区仍存在。

3.鉴别诊断

布-加综合征主要指慢性型,约有 60% 的患者伴有躯干水肿、侧腹部及腰部静脉曲张、下腔静脉梗阻的表现,而肝小静脉闭塞病无这种表现;CT 平扫及增强可发现布-加综合征的梗阻部位,肝内和肝外侧支血管形成等血流动力学改变等。

4.特别提示

对临床有明确病史、符合肝脏 CT 三期增强表现特征者,可以提示为肝小静脉闭塞病的诊断,并根据平扫和增强前后肝实质密度的改变程度和肝内血管的显示清晰程度,提供临床对肝脏损害程度的判断。明确诊断应行肝静脉造影和肝穿刺活检。临床无特异性治疗。

(四)肝血管畸形

1.病理和临床概述

肝血管畸形分为先天性和特发性两类,前者为遗传性出血性毛细血管扩张症的肝血管异常表现的一部分,较为多见;后者为单纯肝血管畸形,而无其他部位或脏器的血管畸形。文献报道,遗传性出血性毛细血管扩张症有4个特征:家族性,鼻咽部出血、脏器出血及内脏动静脉畸形。一般认为如果上述症状出现 3 项即可确诊,在肝脏的发生率占总发生率的 8%,主要的临床表现为肝硬化,继而出现肝性脑病,食管静脉曲张及充血性心力衰竭等。遗传性出血性毛细血管扩张症的病变主要累及毛细血管、小静脉及小中动脉,表现为毛细血管扩张、动静脉畸形及动静脉瘘。这种改变可累及皮肤、黏膜、肺、胃肠道、肝脏和中枢神经系统,肝脏受累概率为8%~31%,可形成肝硬化改变。特发性肝动脉血管畸形仅指肝动脉异常,而无其他脏器和部位相应血管畸形,但同遗传性出血性毛细血管扩张症比较,两者的肝动脉畸形改变是类似的。

2.诊断要点

CT 和增强造影示患者有典型的肝内动静脉瘘、轻度的门静脉、肝静脉瘘,肝血管畸形有许多伴发改变,如增粗肝动脉压迫局部胆管,可使胆管扩张,由于血流动力学改变致肝大、尾叶萎缩等(图 3-19)。

增强扫描示动脉期肝实质灌注不均匀,可见斑片状强化区并其间夹杂散在点状强化,腹腔动脉干及肝内动脉出现明显增宽、扭曲改变,同时伴肝脏增大。动脉期全肝静脉清晰显影,门静脉期肝实质密度强化基本均匀,门静脉一般无明显异常改变。

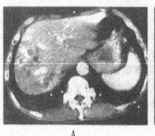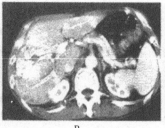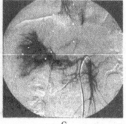

A   B   C

图 3-19   特发性肝血管畸形

A、B、C.CT 检查显示动脉期肝内异常强化灶,门静脉提前出现。造影见肝动脉杂乱,肝静脉、门静脉提前出现。该患者给予 2 次栓塞剂栓塞畸形血管,肝功能良好

3.鉴别诊断

肿瘤所致的动静脉瘘,可见肝脏肿块,有临床病史,一般可以鉴别。

4.特别提示

双期螺旋 CT、CT 血管成像、磁共振血管成像特别有助于显示血管畸形的血流特征及空间关系,同时可以发现肝脏动静脉血管畸形的其他伴发表现,可以充分认识病灶的影像学特征,为诊治提供可靠的影像学信息。动态增强磁共振血管成像也可以直观显示肝动脉血管畸形改变,是超声检查和传统 CT 不可比拟的。肝动脉造影是诊断肝血管畸形的金标准。

第三节   胆囊常见疾病

一、胆囊结石伴单纯性胆囊炎

(一)病理和临床概述

急性胆囊炎的病理改变是胆囊壁充血水肿及炎性渗出,严重者胆囊壁坏死或穿孔形成胆瘘,常合并结石。临床常有慢性胆囊炎或胆囊结石病史,症状为右上腹疼痛,放射至右肩,为持续性疼痛并阵发性绞痛,伴畏寒、呕吐。

(二)诊断要点

平扫示胆囊增大,直径＞15 mm,胆囊壁弥漫性增厚＞3 mm,常见胆囊结石;增强扫描可见增厚胆囊壁明显均匀强化。胆囊窝可有积液,若胆囊壁坏死穿

孔,可见液平面(图 3-20)。

(三)鉴别诊断

慢性胆囊炎;胆囊癌常表现为胆囊壁不规则增厚,伴相邻肝脏浸润。

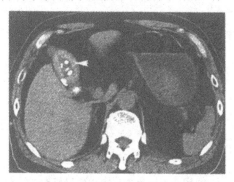

图 3-20 胆囊结石伴单纯性胆囊炎

CT 检查示胆囊壁明显增厚,胆囊内见多发小结节状高密度结石(箭头所指)

(四)特别提示

腹部 B 超为急性胆囊炎、胆囊结石最常用检查方法。CT 在显示胆囊窝积液、胆囊穿孔及气肿性胆囊炎方面有较高价值。

二、黄色肉芽肿性胆囊炎

(一)病理和临床概述

黄色肉芽肿性胆囊炎是一种以胆囊慢性炎症为基础,伴有胆汁肉芽肿形成,重度增生性纤维化,以及泡沫状组织细胞为特征的炎性疾病。常见于女性,患者常有慢性胆囊炎或结石病史,临床表现与普通胆囊炎相似。

(二)诊断要点

(1)不同程度的胆囊壁增厚,为弥漫性或局限性,胆囊增大。

(2)胆囊壁可见大小不一、数目不等的圆形或椭圆形低密度灶,病灶可融合,增强可见无明显强化。胆囊壁可见轻中度强化。

(3)可显示黏膜线。

(4)胆囊周围侵犯征象,胆囊结石或钙化(图 3-21)。

(三)鉴别诊断

胆囊癌、急性水肿或坏死性胆囊炎,鉴别困难。

(四)特别提示

CT 常易误诊为胆囊癌伴周围侵犯。诊断需由切除的胆囊做病理检查后才能最终确诊。

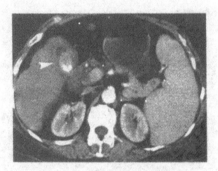

图 3-21 黄色肉芽肿性胆囊炎

CT 检查示胆囊壁弥漫性不均性增厚,中央层可见低密度,呈"夹心饼干征"(箭头所指)。胆囊壁可见轻中度强化,胆囊腔内见高密度结石,胆囊窝模糊不清

三、胆囊癌

(一)病理和临床概述

胆囊癌病因不明,可能与胆囊结石及慢性胆囊炎长期刺激有关。多见于中老年,以女性多见,早期无明显症状,进展期表现为右上腹持续性疼痛、黄疸、消瘦、肝大及腹部包块。约 80% 合并胆囊结石,70%~90% 为腺癌,80% 呈浸润性生长。晚期肿瘤侵犯肝脏、十二指肠、结肠肝曲等周围器官,可通过肝动脉、门静脉及胆道远处转移。

(二)诊断要点

胆囊癌分胆囊壁增厚型、腔内型、肿块型和弥漫浸润型。CT 检查表现为胆囊壁不规则性增厚或腔内肿块,增强扫描可见明显强化,常并胆管受压扩张,邻近肝组织受侵表现为低密度区(图 3-22)。

(三)鉴别诊断

本病有时与慢性胆囊炎或胆囊腺肌增生症鉴别困难。

(四)特别提示

CT 虽然在诊断胆囊癌上很有价值,但有一定的局限性。如早期胆囊癌,CT 易漏诊;而晚期胆囊癌,CT 不易区分肿瘤来源;胆囊癌胆管内播散不易发现等。

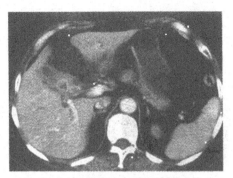

图 3-22　胆囊癌侵犯局部肝脏

CT 增强扫描可见胆囊正常结构消失,胆囊壁不规则增厚
伴延迟不均匀强化,局部肝脏可见受累

第四节　胰腺常见疾病

一、胰腺炎

胰腺炎分为急性、慢性胰腺炎。

(一)急性胰腺炎

1.病理和临床概述

急性胰腺炎为常见急腹症之一,多见于成年人,暴饮暴食及胆道疾病为常见诱因,分水肿型及出血坏死型两种。水肿型表现为胰腺大、间质充血水肿及炎症细胞浸润;出血坏死型表现为胰腺腺泡坏死、血管坏死性出血、脂肪坏死,伴胰周渗液及后期假性囊肿形成。临床起病急骤,出现持续性上腹部疼痛,放射到胸背部,伴发热、呕吐、甚至低血压休克。血和尿淀粉酶升高。

2.诊断要点

(1)水肿型:轻型 CT 表现正常,多数表现为胰腺不同程度增大,密度正常或稍低,轮廓清或欠清,可有胰周渗液,增强后胰腺均匀性强化。

(2)出血坏死型:胰腺体积弥漫性增大、密度不均匀,常见高低混杂密度区,增强扫描见低密度坏死区,胰周脂肪层模糊消失,胰周见低密度渗液,肾前筋脉增厚。常并发胰腺蜂窝织炎及胰腺脓肿(图 3-23)。

3.鉴别诊断

本病同胰腺癌、胰腺囊腺瘤鉴别,典型临床病史及实验室检查有助于胰腺炎诊断。

4.特别提示

部分患者早期 CT 表现正常,复查时才出现胰腺增大、胰周渗液等征象。CT 对出血坏死性胰腺炎的诊断有重要作用。因此临床怀疑急性胰腺炎时应及时行 CT 检查及复查。

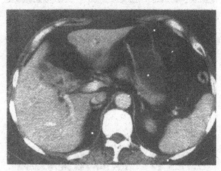

图 3-23　急性胰腺炎

CT 检查显示胰腺弥漫性肿胀、密度减低,胰周见低密度渗液,左侧肾前筋膜增厚

(二)慢性胰腺炎

1.病因、病理及临床概述

慢性胰腺炎在我国以胆道疾病的长期存在为主要原因。病理特征是胰间质纤维组织增生或胰腺腺泡广泛进行性纤维化和胰腺实质破坏,以及有不同程度的炎症性改变。临床视其功能受损程度不同而有不同表现,常有反复上腹痛及消化障碍。

2.诊断要点

(1)胰腺轮廓改变:外形可表现为正常、弥漫性增大或萎缩,或局限性增大,弥漫性增大常见于慢性胰腺炎急性发作者。

(2)主胰管扩张:直径>3 mm,常伴导管内结石或导管狭窄。

(3)胰腺密度改变:钙化是慢性胰腺炎的特征,胰腺实质坏死区表现为不均质边界不清的低密度区,增强扫描早期可见强化。

(4)假囊肿形成。

(5)肾前筋膜增厚(图3-24)。

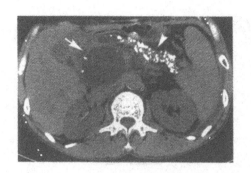

图 3-24　慢性胰腺炎

CT 检查显示胰腺萎缩,广泛钙化(箭头所指),胰管局部扩张,胰头后方区域见假性囊肿形

3.鉴别诊断

慢性胰腺炎常表现为胰管不规则扩张、胰周血管受压。而胰腺癌常表现为胰管中断、胰周血管侵犯。

4.特别提示

CT 诊断慢性胰腺炎时,最关键就是要排除胰腺癌或是否合并胰腺癌。行磁共振胆胰管造影检查观察病变区胰管是否贯穿或中断,有助于提高诊断正确性。

二、胰腺良性肿瘤或低度恶性肿瘤

(一)胰岛细胞瘤

1.病因、病理及临床概述

胰岛细胞瘤起源于胰腺内分泌细胞,根据有无激素分泌活性,分功能性和非功能性两大类。90%的功能性胰岛细胞瘤直径不超过 2 cm,85%为良性;非功能性胰岛细胞瘤瘤体总是很大。不同肿瘤其临床表现不一样,非功能性胰岛细胞瘤小者无症状,大者以腹部肿块为主诉;功能性胰岛细胞瘤因分泌不同激素而症状不同,如胰岛素瘤表现为持续性低血糖,促胃液素(胃泌素)瘤表现为胰源性溃疡等。

2.诊断要点

动态增强扫描因肿瘤血管丰富而增强显示。非功能性胰岛细胞瘤瘤体很大,平扫呈等或低密度,肿块呈椭圆形或分叶状,可出现坏死、囊变,少数有钙化,邻近器官有受压改变。增强扫描示实质部明显强化,肿瘤不侵犯腹腔干及肠系膜血管根部周围脂肪层(图 3-25)。

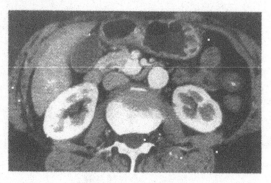

图 3-25　胰岛细胞瘤

CT 检查显示胰腺钩突旁明显强化结节,边缘规则,与周围血管界清

3.鉴别诊断

非功能性胰岛细胞瘤需与胰腺癌鉴别,瘤体大、富血管、瘤体内钙化及无胰腺后方血管侵犯等征象有助于诊断胰岛细胞瘤。

4.特别提示

功能性胰岛细胞瘤由于肿瘤小,常规 CT 检出的敏感性不高。判断胰岛细胞瘤良、恶性时,影像学检查不可靠,需应用免疫化学检查和内分泌标识来分类。

(二)胰腺囊性肿瘤

1.病因、病理及临床概述

胰腺囊性肿瘤比较少见,病理上分为大囊及小囊型。好发于胰体、尾部,高龄女性多见,一般无明显的临床症状,肿瘤较大时可触及腹部包块,胃肠道可有不适症状。

2.诊断要点

胰腺内壁较厚的囊性肿块,大囊型直径>2 cm,小囊型直径<2 cm,囊壁可见向腔内突出的乳头状肿瘤,或表现为多个小囊状肿物,中心呈放射状间隔。增强扫描示较明显强化(图 3-26)。

3.鉴别诊断

囊性腺瘤与囊性腺癌很难鉴别,血管造影有利于鉴别。

4.特别提示

发现胰腺小囊性占位,特别发生在体尾部时,不要轻易诊断胰腺囊肿或囊性瘤,一定要密切随访。

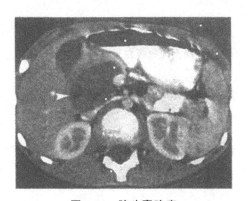

图 3-26　胰头囊腺瘤

CT 检查显示胰头区囊性占位,前缘见受压推移正常胰腺
组织(箭头所指),增强扫描示病灶内部环状强化

三、胰腺癌

(一)病因、病理及临床概述

胰腺癌主要源于导管细胞,无明确诱发因素,慢性胰腺炎是个重要因素。多
见于 60～80 岁,男性好发。按临床表现分为胰头癌、胰体尾部癌及全胰腺癌。
腹痛、消瘦和乏力为胰腺癌的共同症状,黄疸是胰头癌的突出表现。

(二)诊断要点

(1)胰腺局限或弥漫性增大,肿块形成。

(2)胰腺内有不均质低密度肿块,内部可有液化坏死区,增强扫描示病灶轻
度强化(图 3-27)。

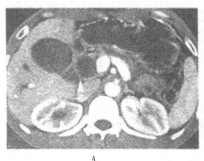
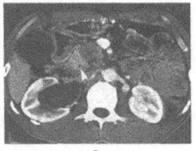

A   B

图 3-27　胰头癌

A、B.CT 显示胆道胰管扩张,呈"双管征"。胰头区见低密度肿块,增强扫描示
轻度不均质强化,正常胰腺实质仍明显强化(箭头所指),右肾盂积水

（3）病变处胰管中断，远侧胰管扩张、周围腺体萎缩，胰头癌可出现双管征。

（4）胰周脂肪层模糊、消失伴条索状影，血管（腹腔干、肠系膜上动静脉多见）被包埋。

（5）腹膜后淋巴结增大及远处转移，以肝脏多见。

（三）鉴别诊断

本病主要与囊腺瘤、胰岛细胞瘤及慢性胰腺炎鉴别，胰管中断征象是胰腺癌的特征征象。囊腺瘤表现为大小不等的囊腔；胰岛细胞瘤为富血供肿瘤，强化明显；慢性胰腺炎一般有典型病史。

（四）特别提示

CT是诊断胰腺癌的金标准。胰周侵犯及胰周血管包绕是胰腺癌不可切除的可靠征象。

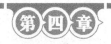

第四章

颅脑疾病的MRI诊断

第一节 颅 脑 外 伤

一、硬膜外血肿

(一)临床表现与病理特征

硬膜外血肿位于颅骨内板与硬脑膜之间,约占外伤性颅内血肿的30％。出血来源包括以下几种。①脑膜中动脉:脑膜中动脉经棘孔入颅后,沿着颅骨内板的脑膜中动脉沟走行,在翼点分为2支,均可破裂出血;②静脉窦:上矢状窦或横窦,如骨折线经静脉窦致出血;③板障静脉或导血管:颅骨板障内有网状板障静脉和穿透颅骨导血管,损伤后出血沿骨折线流入硬膜外形成血肿;④膜前动脉和筛前、筛后动脉;⑤膜中静脉。

急性硬膜外血肿患者常有外伤史,临床容易诊断。慢性硬膜外血肿较少见,占颅内血肿的3.5％～3.9％。其发病机制、临床表现及影像学征象与急性血肿有所不同。临床表现以慢性颅内压增高症状为主,症状轻微而持久,如头痛、呕吐及视盘水肿。通常无脑局灶定位体征。

(二)MRI表现

头颅CT是最快速、最简单、最准确的诊断方法。其最佳征象为高密度双凸面脑外占位。在MRI上可见血肿与脑组织之间的细黑线,即移位的硬脑膜(图4-1)。急性期硬膜外血肿在多数序列中与脑皮质信号相同。

(三)鉴别诊断

本病主要与脑膜瘤、转移瘤及硬膜结核瘤鉴别。脑膜瘤及硬膜结核瘤均可见明显强化的病灶,而转移瘤可能伴有邻近颅骨病变。

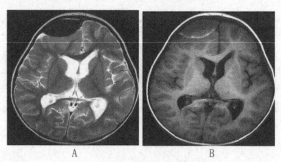

图 4-1　硬膜外血肿

A、B.轴面 T_2WI 及 T_1WI 显示右额硬膜外双凸状异
常信号,其内可见液平面,右额皮质受压明显

二、硬膜下血肿

(一)临床表现与病理特征

硬膜下血肿发生于硬脑膜和蛛网膜之间,是最常见的颅内血肿。常由直接颅脑外伤引起,间接外伤亦可。其 $1/3 \sim 1/2$ 为双侧性血肿。外伤撕裂了横跨硬膜下的桥静脉,导致硬膜下出血。

硬膜下血肿依照部位不同及进展快慢,临床表现多样。慢性型自外伤到症状出现之间有一个静止期,多由皮质小血管或矢状窦房桥静脉损伤所致。血液流入硬膜下间隙并自行凝结。因出血量少,此时可无症状。3周以后血肿周围形成纤维囊壁,血肿逐渐液化,蛋白分解,囊内渗透压增高,脑脊液渗入囊内,致血肿体积增大,压迫脑组织而出现症状。

(二)MRI 表现

CT 诊断主要根据血肿形态、密度及一些间接征象。一般表现为颅骨内板下新月形均匀一致的高密度区。有些为条带弧状或梭形混合性硬膜外、下血肿,CT 无法分辨。MRI 在显示较小硬膜下血肿和确定血肿范围方面更具优势。冠状面、矢状面 MRI 有助于检出位于颞叶之下的中颅凹内血肿、头顶部血肿、大脑镰及靠近小脑幕的血肿(图 4-2)。硬膜在 MRI 上呈低信号,有利于确定血肿在硬膜下或是硬膜外。在液体抑制反转恢复(fluid attenuated inversion recovery,FLAIR)序列,硬膜下血肿表现为条弧状、月牙状高信号,与脑回、脑沟分界清楚。

(三)鉴别诊断

鉴别诊断主要包括硬膜下水瘤,硬膜下渗出及由慢性脑膜炎、分流术后、低颅压等所致硬脑膜病。

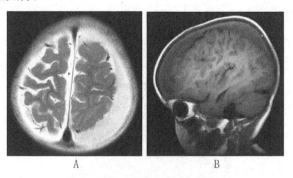

图 4-2　硬膜下血肿

A.轴面 T_2WI；B.矢状面 T_1WI 显示左侧额顶骨板下新月形血肿信号

三、外伤性蛛网膜下腔出血

(一)临床表现与病理特征

本病是颅脑损伤后由于脑表面血管破裂或脑挫伤出血进入蛛网膜下腔,并积聚于脑沟、脑裂和脑池。因患者年龄、出血部位、出血量多少的不同,临床表现各异。轻者可无症状,重者昏迷。绝大多数患者外伤后数小时内出现脑膜刺激征,表现为剧烈头痛、呕吐、颈项强直等;少数患者早期可出现精神症状。腰椎穿刺脑脊液检查可确诊。

相关病理过程包括血液流入蛛网膜下腔使颅内体积增加,引起颅内压升高;血性脑脊液直接刺激脑膜致化学性脑膜炎;血性脑脊液直接刺激血管或血细胞产生多种血管收缩物质,引起脑血管痉挛,导致脑缺血、脑梗死。

(二)MRI 表现

CT 可见蛛网膜下腔高密度区,多位于大脑外侧裂、前纵裂池、后纵裂池、鞍上池和环池。但 CT 阳性率随时间推移而减少,外伤24 小时内95%以上,1 周后不足 20%,2 周后几乎为零。而 MRI 在亚急性和慢性期可以弥补 CT 的不足(图 4-3)。在梯度回波 T_2WI 中,蛛网膜下腔出血呈沿脑沟分布的低信号。本病急性期在常规 T_1WI、T_2WI 无特异征象,在 FLAIR 序列则显示为脑沟、脑裂、脑池内条弧线状高信号。

四、脑弥漫性轴索损伤

(一)临床表现与病理特征

脑弥漫性轴索损伤又称剪切伤,是重型闭合性颅脑损伤病变,临床症状重,病死率和致残率高。病理改变包括轴索微胶质增生和脱髓鞘改变,伴有或不伴有出血。因神经轴索折曲、断裂,轴浆外溢而形成轴索回缩球,可伴有微胶质细胞簇形成。脑实质胶质细胞不同程度的肿胀、变形,血管周围间隙扩大。毛细血管损伤造成脑实质和蛛网膜下腔出血。

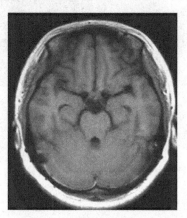

图 4-3　蛛网膜下腔出血

轴面 T_1WI 显示颅后窝蛛网膜下腔线样高信号

脑弥漫性轴索损伤患者表现为意识丧失和显著的神经学损害。大多数在伤后立即发生原发性持久昏迷,无间断清醒期或清醒期短。昏迷的主要原因是广泛性大脑轴索损伤,使皮质与皮质下中枢失去联系,故昏迷时间与轴索损伤的数量和程度有关。临床上将脑弥漫性轴索损伤分为轻、中、重 3 型。

(二)MRI 表现

CT 见脑组织弥漫性肿胀,灰白质分界不清,其交界处有散在斑点状高密度出血灶,伴有蛛网膜下腔出血。脑室、脑池受压变小,无局部占位征象。MRI 特征如下。①弥漫性脑肿胀:双侧大脑半球皮髓质交界处出现模糊不清的长 T_1、长 T_2 信号,在 FLAIR 序列呈斑点状不均匀中高信号。脑组织呈饱满状,脑沟、裂、池受压变窄或闭塞,且为多脑叶受累。②脑实质出血灶:单发或多发,直径多＜2.0 cm,均不构成血肿,无明显占位效应。主要分布于胼胝体周围、脑干上端、小脑、基底核区及皮髓质交界部。在急性期呈长 T_1、短 T_2 信号(图 4-4),在亚急性期呈短 T_1、长 T_2 信号,在 FLAIR 序列呈斑点状高信号。③蛛网膜下腔和(或)脑室出血:蛛网膜下腔出血多见于脑干周围,尤其是四叠体池、环池,以及幕切迹和(或)侧脑室、第三脑室。在出血超急性期或急性期,MRI 平扫 T_1WI、T_2WI 显示欠佳;但在亚急性期,呈短 T_1、长 T_2 信号,在 FLAIR 序列呈高信号。

④合并其他损伤:脑弥漫性轴索损伤可合并硬膜外、硬膜下血肿,颅骨骨折。

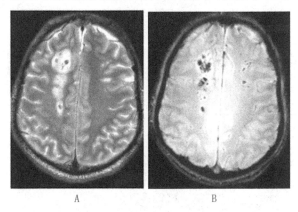

图 4-4　弥漫性轴索损伤

A.轴面 T_2WI 显示双额灰白质交界区片状长 T_2 异常信号,混杂有点状出血低信号;B.轴面梯度回波图像显示更多斑点状出血低信号

(三)鉴别诊断

1.脑弥漫性轴索损伤与脑挫裂伤鉴别

前者出血部位与外力作用无关,出血好发于胼胝体、皮髓质交界区、脑干及小脑等处,呈类圆形或斑点状,直径多<2.0 cm;后者出血多见于着力或对冲部位,呈斑片状或不规则形,直径可>2.0 cm,常累及皮质。

2.脑弥漫性轴索损伤与单纯性硬膜外、硬膜下血肿鉴别

脑弥漫性轴索损伤合并的硬膜外、下血肿表现为"梭形"或"新月形"稍高信号,但较局限,占位效应不明显。可能与其出血量较少和弥漫性脑肿胀有关。

五、脑挫裂伤

(一)临床表现与病理特征

脑挫裂伤是最常见的颅脑损伤之一。脑组织浅层或深层有散在点状出血伴静脉淤血,合并脑组织水肿者为脑挫伤,凡有软脑膜、血管及脑组织断裂者称脑裂伤,两者习惯上统称脑挫裂伤。脑挫裂伤的部位以直接接触颅骨粗糙缘的额颞叶多见。脑挫裂伤的病情与其部位、范围和程度有关。范围越广、越接近颅底,临床症状越重,预后越差。

(二)MRI 表现

MRI 征象复杂多样,与挫裂伤后脑组织出血、水肿及液化有关。对于出血

性脑挫裂伤(图 4-5),随着血肿内的血红蛋白演变,即含氧血红蛋白→去氧血红蛋白→正铁血红蛋白→含铁血黄素,病灶的 MRI 信号也随之变化。对于非出血性脑损伤病灶,多表现为长 T_1、长 T_2 信号。由于脑脊液的流动伪影,或与相邻脑皮质产生部分容积效应,位于大脑皮质、灰白质交界处的病灶不易显示,且难鉴别水肿与软化。FLAIR 序列抑制自由水,显示结合水,在评估脑挫裂伤时,对确定病变范围、检出重要功能区的小病灶、了解是否合并蛛网膜下腔出血有重要的临床价值。

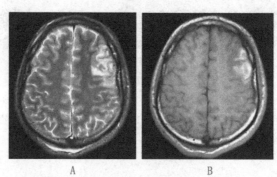

图 4-5 脑挫裂伤
A、B.轴面 T_2WI 及 T_1WI 显示左额叶不规则形长
T_2混杂信号及短 T_1出血信号

第二节 颅脑肿瘤

一、星形细胞瘤

(一)临床表现与病理特征

神经胶质瘤是中枢神经系统最常见的原发性肿瘤,约占脑肿瘤的 40%,呈浸润性生长,预后差。在胶质瘤中,星形细胞瘤最常见,约占 75%,幕上多见。按照世界卫生组织肿瘤分类标准,星形细胞瘤分为Ⅰ级、Ⅱ级、Ⅲ级(间变型)、Ⅳ级(多形性胶质母细胞瘤)。

(二)MRI 表现

星形细胞瘤的恶性程度和分级不同,MRI 征象也存在差异。低度星形细胞瘤的边界多较清晰,信号较均匀,水肿及占位效应轻,出血少见,无强化或强化不明显。高度恶性星形细胞瘤的边界多模糊,信号不均匀,水肿及占位效应明显,出血相对多见,强化明显(图4-6、图4-7)。高、低度恶性星形细胞瘤的信号强度虽有一定差异,但无统计学意义。常规 T_1WI 增强扫描能反映血-脑屏障破坏后对比剂在组织间隙的聚集程度,并无组织特异性。血-脑屏障破坏的机制是肿瘤破坏毛细血管,或病变组织血管由新生的异常毛细血管组成。肿瘤强化与否在反映肿瘤血管生成方面有一定的局限性。

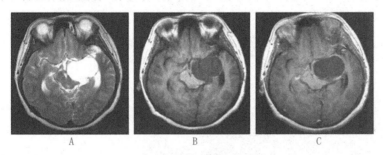

图4-6　星形细胞瘤

A、B.轴面 T_2WI 及 T_1WI 显示左侧颞叶内侧团状长 T_2、长 T_1 异常信号,边界清晰,相邻脑室颞角及左侧中脑大脑脚受压;C.增强扫描 T_1WI 显示肿瘤边缘线样强化

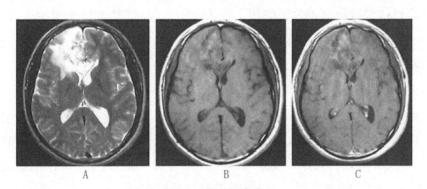

图4-7　星形细胞瘤

A、B.轴面 T_2WI 及 T_1WI 显示右侧额叶及胼胝体膝部混杂异常信号,周边可见水肿,右侧侧脑室额角受压;C.增强扫描 T_1WI 显示肿瘤不均匀强化

虽然常规 MRI 对星形细胞瘤的诊断准确率较高,有助于制订治疗方案,但仍有局限性。因此治疗方法的选择,应以病理分级不同而异。一些新的扫描序列,如弥散加权成像(diffusion weighted imaging,DWI)、灌注加权成像(perfusion weighted imaging,PWI)、磁共振波谱(magnetic resonance spectros-copy,MRS)等,有可能对星形细胞瘤的诊断、病理分级、预后及疗效做出更准确

的评价。

PWI可评价血流的微循环,即毛细血管床的血流分布特征。PWI是在活体中评价肿瘤血管生成最可靠的方法之一,可对星形细胞瘤的术前分级及肿瘤侵犯范围提供有价值的信息。胶质母细胞瘤和间变胶质瘤实质部分的相对脑血流容积明显高于Ⅰ、Ⅱ级星形细胞瘤。

MRS利用磁共振现象和化学位移作用,对一系列特定原子核及其化合物进行分析,是目前唯一无损伤性研究活体组织代谢、生化变化及对化合物定量分析的方法。不同的脑肿瘤,由于组成成分不同、细胞分化程度不同、神经元破坏程度不同,MRS表现存在差异。MRS对星形细胞瘤的定性诊断和良恶性程度判断具有一定特异性。

二、胶质瘤

(一)临床表现与病理特征

胶质瘤为一种颅内少见疾病,主要临床症状有头痛、记忆力下降、性格改变及精神异常,病程数周至数年不等。病理组织学特点是胶质瘤细胞(通常为星形细胞)在中枢神经系统内弥漫性过度增生,病变沿血管及神经轴突周围浸润性生长,神经结构保持相对正常。病灶主要累及脑白质,累及大脑灰质少见;病灶区域脑组织呈弥漫性轻微肿胀,边界不清;肿瘤浸润区域脑实质结构破坏不明显,坏死、囊变或出血很少见。

(二)MRI表现

肿瘤细胞多侵犯大脑半球的2个或2个以上部位,皮质及皮质下白质均可受累,白质受累更显著,引起邻近脑中线结构对称性的弥漫性浸润,尤以胼胝体弥漫性肿胀最常见。病变多侵犯额颞叶,还可累及基底核、脑干、小脑、软脑膜及脊髓等处。MRI特点为在T_1WI呈片状弥散性低信号,在T_2WI呈高信号,信号强度较均匀(图4-8)。T_2WI显示病变更清楚。病灶边界模糊,常有脑水肿表现。病变呈弥漫性浸润生长,受累区域脑组织肿胀,脑沟变浅或消失,脑室变小。由于神经胶质细胞只是弥漫性瘤样增生,保存了原有的神经解剖结构,因此MRI多无明显灶性出血及坏死。

(三)鉴别诊断

脑胶质瘤病是肿瘤性质的疾病,但肿瘤细胞在脑组织中浸润性散在生长,不形成团块,影像学表现不典型,易误诊。鉴别诊断主要应排除下列疾病。

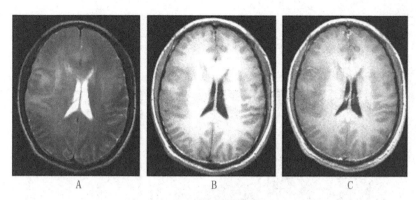

图 4-8 胶质瘤病

A、B.轴面 T_2WI 及 T_1WI 显示双侧额颞叶及胼胝体膝部片状稍长 T_1、稍长 T_2 异常信号,弥漫性浸润生长,边界不清;C.轴面增强扫描 T_1WI 显示肿瘤强化不明显

1.多中心胶质瘤

本病是颅内同时原发 2 个以上胶质瘤,各瘤体间彼此分离,无组织学联系。脑胶质瘤病为胶质瘤细胞弥漫浸润性生长,影像学表现为大片状。

2.其他恶性浸润胶质瘤

其他恶性浸润胶质瘤如多形性胶质母细胞瘤。此类胶质瘤有囊变、坏死,MRI 信号不均匀,占位效应明显,增强扫描时有不同形式的明显强化。

3.各种脑白质病及病毒性脑炎

脑胶质瘤病早期影像与其有相似之处,有时无法鉴别。但大多数患者在应用大量的抗生素和激素类药物后,病情仍进行性加重,复查 MRI 多显示肿瘤细胞浸润发展,肿瘤增大,占位效应逐渐明显,可资鉴别。

三、室管膜瘤

(一)临床表现与病理特征

室管膜瘤起源于室管膜或室管膜残余部位,比较少见。本病主要发生在儿童和青少年,5 岁以下占 50%,居儿童期幕下肿瘤的第三位。男多于女。其病程与临床表现主要取决于肿瘤的部位,位于第四脑室者病程较短,位于侧脑室者病程较长。常有颅内压增高表现。

颅内好发部位依次为第四脑室、侧脑室、第三脑室和导水管。幕下肿瘤占 60%～70%,特别是第四脑室。脑实质内好发部位是顶、颞、枕叶交界处,绝大多数含有大囊,50% 有钙化。病理学诊断主要依靠瘤细胞排列呈菊形团或血管周假菊形团这一特点。肿瘤细胞脱落后,可随脑脊液种植转移。

(二)MRI 表现

(1)脑室内或以脑室为中心的肿物,以不规则形为主,边界不整,或呈分叶状边界清楚的实质性占位病变(图 4-9)。

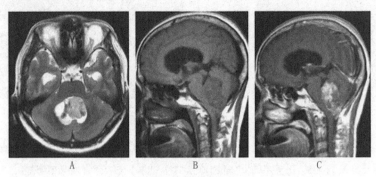

图 4-9　室管膜瘤

A.轴面 T_2WI 显示第四脑室内不规则形肿物,信号不均匀;B、C.矢状面 T_1WI 和增强 T_1WI 显示肿瘤突入小脑延髓池,强化不均匀,幕上脑积水

(2)脑室内病变边缘光滑,周围无水肿,质地略均质,其内可有斑点状钙化或小囊变区;脑实质内者以不规则形为主,常见大片囊变区及不规则钙化区,周围有水肿带。

(3)脑室系统者常伴不同程度的脑积水,脑实质者脑室系统受压改变。

(4)实质成分在 CT 主要表现为混杂密度,或略高密度病灶;在 T_1WI 呈略低信号,T_2WI 呈略高信号或高信号,增强扫描示不均匀强化。

(三)鉴别诊断

室管膜瘤需要与以下疾病鉴别。

1.局限于第四脑室的室管膜瘤应与髓母细胞瘤鉴别

前者多为良性,病程长,发展慢,病变多有囊变及钙化;后者为恶性肿瘤,起源于小脑蚓部,常突向第四脑室,与脑干间常有一间隙(内含脑脊液),其 CT 表现较光滑,强化表现较室管膜瘤更明显,病程短,发展快,囊变及钙化少见,病变密度/信号多均匀一致。此外,髓母细胞瘤成人少见,其瘤体周围有一环形水肿区,而室管膜瘤不常见。

2.脉络丛乳头状瘤

脉络丛乳头状瘤好发于第四脑室,肿瘤呈结节状,边界清楚,悬浮于脑脊液中,脑积水症状出现更早、更严重,脑室扩大明显,其钙化与强化较室管膜瘤明显。

3.侧脑室室管膜瘤应与侧脑室内脑膜瘤鉴别

后者多位于侧脑室三角区,形状较规则,表面光整,密度均匀,强化明显。室管膜下室管膜瘤常发生于室间孔附近,大多完全位于侧脑室内,边界清楚,很少侵犯周围脑组织,脑水肿及钙化均少见,强化轻微或无。

4.大脑半球伴有囊变的室管膜瘤需与脑脓肿鉴别

后者起病急,常有脑膜脑炎的临床表现,病灶强化与周围水肿较前者更显著。

5.星形细胞瘤及转移瘤

星形细胞瘤及转移瘤的发病年龄多在 40 岁以上,有明显的花环状强化,瘤周水肿与占位效应重。

四、神经元及神经元与胶质细胞混合性肿瘤

神经元及神经元与胶质细胞混合性肿瘤包括神经节细胞瘤、小脑发育不良性节细胞瘤、神经节胶质瘤、中枢神经细胞瘤。这些肿瘤的影像学表现,特别是MRI 表现各具有一定特点。

(一)神经节细胞瘤

1.临床表现与病理特征

神经节细胞瘤为单纯的神经元肿瘤,无胶质成分及恶变倾向,组织结构类似正常脑,缺乏新生物特征。大多数为脑发育不良,位于大脑皮质或小脑。单侧巨脑畸形时可见奇异神经元,伴星形细胞数量及体积增加。

2.MRI 表现

神经节细胞瘤在 T_2WI 为稍高信号,T_1WI 为低信号,MRI 确诊困难。合并其他脑畸形时,T_1WI 可见局部灰质变形,信号无异常或轻度异常,T_2WI 呈等或低信号。CT 平扫可为高密度或显示不明显。注射对比剂后,肿瘤不强化或轻度强化。

(二)神经节胶质瘤

1.临床表现与病理特征

临床主要表现为长期抽搐及高颅压症状,生存时间长,青年多见。本病发病机制目前有 2 种学说。①先天发育不全学说:在肿瘤形成前即存在神经细胞发育不良,在此基础上,胶质细胞肿瘤性增生,刺激或诱导幼稚神经细胞分化,形成含神经元及胶质细胞的真性肿瘤;②真性肿瘤学说:神经节胶质瘤以分化良好的瘤性神经节细胞与胶质细胞(多为星形细胞,偶为少枝细胞)混合为特征。

神经节胶质瘤可能具有神经内分泌功能。实性、囊性各约占 50％,囊伴壁结节,生长缓慢,部分有恶变及浸润倾向。

2.MRI 表现

典型影像学表现为幕上发生,特别是额叶及颞叶发现囊性病灶(图 4-10),伴有强化的壁结节。肿瘤在 T_1WI 呈低信号团块,囊性部分信号更低。在质子密度像,肿瘤囊腔如含蛋白成分高,其信号高于囊壁及肿瘤本身。在 T_2WI 囊液及肿瘤均为高信号,局部灰白质界限不清。注射对比剂后,病变由不强化至明显强化,以结节、囊壁及实性部分强化为主。1/3 的病例伴有钙化,CT 可清楚显示,MRI 不能显示。

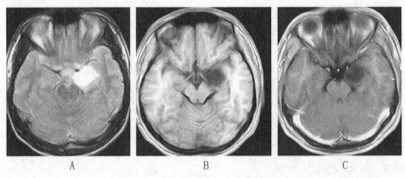

图 4-10　神经节胶质瘤

A、B.轴面 T_2WI 及 T_1WI 显示左侧颞叶内侧不规则形长 T_1、长 T_2
异常信号,边界欠清;C.轴面 T_1WI 增强扫描,病变强化不明显

3.鉴别诊断

神经节胶质瘤的影像学诊断应与以下疾病鉴别:①蛛网膜囊肿位于脑外,脑脊液信号。②表皮样囊肿位于脑外,信号类似。

(三)中枢神经细胞瘤

1.临床表现与病理特征

本病常见于青年人(平均年龄 31 岁),临床症状<6 个月,表现为头痛及高颅压症状。占原发脑肿瘤的 0.5％,1982 年由 Hassoun 首次报道,具有特殊的形态学及免疫组织学特征。

肿瘤来源于室间孔之透明隔下端,呈现分叶状,局限性,边界清楚。常见坏死、囊变灶。部分为富血管,可有出血。肿瘤细胞大小一致,分化良好,似少枝胶质细胞但胞质不空,似室管膜瘤但缺少典型的菊花团,有无核的纤维区带。电镜下可见细胞质内有内分泌样小体。有报告称免疫组化显示神经元标记蛋白。

2.MRI 表现

中枢神经细胞瘤位于侧脑室体部邻近室间孔,宽基附于侧室壁。在 T_1WI 呈不均匀等信号团块,肿瘤血管及钙化为流空或低信号;在 T_2WI,部分与皮质信号相等,部分呈高信号;注射对比剂后,强化不均匀(图 4-11);可见脑积水。CT显示丛集状、球状钙化。

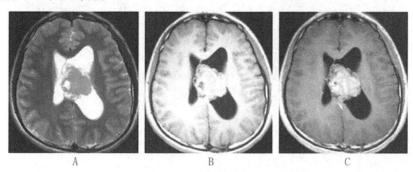

图 4-11　中枢神经细胞瘤

A、B.轴面 T_2WI 及 T_1WI 显示左侧侧脑室不规则形团块,信号不均匀,透明隔右移;C.轴面增强 T_1WI 显示病变中度不均匀强化

3.鉴别诊断

鉴别诊断应包括脑室内少枝胶质细胞瘤,室管膜下巨细胞星形细胞瘤,低级或间变星形细胞瘤,室管膜瘤。

(四)小脑发育不良性节细胞瘤

1.临床表现与病理特征

本病又称结构不良小脑神经节细胞瘤。为一种低级小脑新生物,主要发生在青年人,且以小脑为特发部位。临床表现为颅后窝症状,如共济障碍、头痛、恶心、呕吐等。

正常小脑皮质构成:外层为分子层,中层为浦肯野细胞层,内层为颗粒细胞层。本病的小脑脑叶肥大与内颗粒层及外分子层变厚有关。中央白质常明显减少,外层存在怪异的髓鞘,内层存在许多异常大神经元。免疫组化染色提示大多数异常神经元源自颗粒细胞,而非浦肯野细胞。本病可单独存在,也可合并多发错构瘤综合征、巨脑、多指畸形、局部肥大、异位症及皮肤血管瘤。

2.MRI 表现

MRI 显示小脑结构破坏和脑叶肿胀,边界清楚,无水肿。病变在 T_1WI 呈低信号,在 T_2WI 呈高信号,注射对比剂后无强化。脑叶结构存在,病灶呈条纹状(高低信号交替带)为本病特征(图 4-12)。可有邻近颅骨变薄,梗阻性脑积水。

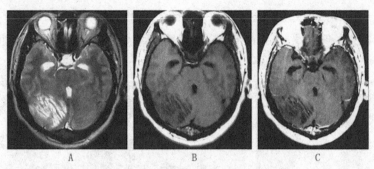

图 4-12　小脑发育不良性节细胞瘤

A、B.轴面 T_2WI 及 T_1WI 显示右侧小脑条纹状长 T_1、长 T_2 异常信号,
边界清楚;C.轴面增强 T_1WI 显示病变强化不明显

五、胚胎发育不良神经上皮肿瘤

(一)临床表现与病理特征

胚胎发育不良神经上皮肿瘤多见于儿童和青少年,常于 20 岁之前发病。患者多表现为难治性癫痫,但无进行性神经功能缺陷。经手术切除胚胎发育不良神经上皮肿瘤后,一般无须放疗或化疗,预后好。

(二)MRI 表现

胚胎发育不良神经上皮肿瘤多位于幕上表浅部位,颞叶最常见,占 62%～80%,其次为额叶、顶叶和枕叶。外形多不规则,呈多结节融合脑回状,或局部脑回不同程度扩大,形成皂泡样隆起。MRI 平扫,在 T_1WI 病灶常呈不均匀低信号,典型者可见多个小囊状更低信号区;在 T_2WI 大多数肿瘤呈均匀高信号,如有钙化则显示低信号。病灶边界清晰,占位效应轻微,水肿少见(图 4-13),是本病的影像学特点。T_1WI 增强扫描时,胚胎发育不良神经上皮肿瘤表现多样,多数病变无明显强化,少数可见结节样或点状强化。

六、脑膜瘤

(一)临床表现与病理特征

肿瘤起病慢,病程长,可达数年之久。初期症状及体征可不明显,以后逐渐出现颅内高压及局部定位症状和体征。主要表现为剧烈头痛、喷射状呕吐、血压升高及眼底视盘水肿。

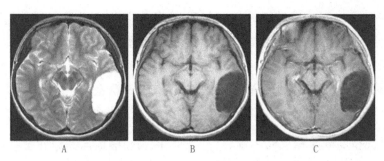

图 4-13　胚胎发育不良神经上皮肿瘤

A、B.轴面 T_2WI 及 T_1WI 显示左侧颞叶囊性异常信号,边界清楚,周边
无水肿;C.轴面增强 T_1WI 显示病变强化不明显

脑膜瘤起源于蛛网膜颗粒的内皮细胞和成纤维细胞,是颅内最常见的非胶质原发脑肿瘤,占颅内肿瘤的 15%～20%。常为单发,偶可多发。较大肿瘤可分叶。世界卫生组织 1989 年分类,根据细胞形态和组织学特征,将其分为脑膜细胞型、成纤维细胞型、过渡型、乳头型、透明细胞型、化生型脑膜瘤、脊索样脑膜瘤和富于淋巴浆细胞的脑膜瘤。

（二）MRI 表现

多数脑膜瘤在 T_1WI 和 T_2WI 信号强度均匀,T_1WI 呈灰质等信号或略低信号,T_2WI 呈等或略高信号。少数信号不均匀,在 T_1WI 可呈等信号、高信号、低信号。由于无血-脑屏障破坏,绝大多数在增强扫描 T_1WI 呈均一强化,硬脑膜尾征对脑膜瘤的诊断特异性高达 81%（图 4-14）。MRI 可以显示脑脊液/血管间隙,广基与硬膜相连,骨质增生或受压变薄膨隆,邻近脑池、脑沟扩大,静脉窦阻塞等脑外占位征象。

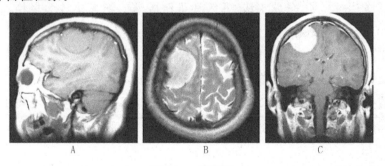

图 4-14　脑膜瘤

A、B.矢状面 T_1WI 及轴面 T_2WI 显示右侧额叶凸面等 T_1、等 T_2 占位病变,边界清楚,
相邻皮质受压、移位;C.冠状面增强 T_1WI 显示肿物明显均匀强化,可见硬膜尾征

约 15％的脑膜瘤影像学表现不典型,主要包括以下几种情况:①少数脑膜瘤可整个肿瘤钙化,即弥漫性钙化的沙粒型脑膜瘤,在 T_1WI 和 T_2WI 均呈低信号,增强扫描显示轻度强化。②囊性脑膜瘤。③多发性脑膜瘤的常见部位依次为大脑凸面、上矢状窦旁、大脑镰旁、蝶骨嵴、鞍上及脑室内。

(三)鉴别诊断

常见部位的脑膜瘤诊断不难。少见部位的脑膜瘤需与其他肿瘤鉴别。

(1)位于大脑半球凸面、完全钙化的脑膜瘤应与颅骨致密骨肿瘤鉴别:增强 MRI 检查时,前者有强化,后者无强化。

(2)鞍上脑膜瘤主要应与突入鞍上的垂体巨腺瘤鉴别。以下征象提示脑膜瘤:鞍结节有骨硬化表现,无蝶鞍扩大,矢状面 MRI 显示肿瘤中心位于鞍结节上方而非垂体腺上方,鞍隔位置正常。

(3)侧脑室内脑膜瘤应与脉络丛乳头状瘤及室管膜瘤鉴别:侧脑室内脉络丛乳头状瘤和室管膜瘤主要发生于儿童和少年,而脑膜瘤常见于中年人;脉络丛乳头状瘤可有脑脊液分泌过多,表现为脑室普遍扩大,而脑膜瘤仅有同侧侧脑室颞角扩大;脉络丛乳头状瘤表面常呈颗粒状,脑膜瘤边缘较圆滑;室管膜瘤强化欠均匀,脑膜瘤强化较均匀。

七、脉络丛肿瘤

(一)临床表现与病理特征

脉络丛肿瘤是指起源于脉络丛上皮细胞的肿瘤,世界卫生组织中枢神经系统肿瘤分类(2007)将其分为良性的脉络丛乳头状瘤、非典型脉络丛乳头状瘤和恶性的脉络丛癌 3 类,分属Ⅰ级、Ⅱ级和Ⅲ级肿瘤。绝大多数为良性,恶性仅占 10％~20％。脉络丛肿瘤好发部位与年龄有关,儿童多见于侧脑室,成人多见于第四脑室。脑室系统外发生时,最多见于脑桥小脑角区。脉络丛肿瘤的特征是脑积水,原因主要有:①肿瘤直接导致脑脊液循环通路梗阻(梗阻性脑积水);②脑脊液生成和吸收紊乱(交通性脑积水)。脉络丛肿瘤发生的脑积水、颅内压增高及局限性神经功能障碍多为渐进性,但临床上部分患者急性发病,应引起重视。

(二)MRI 表现

MRI 检查多可见"菜花状"的特征性表现,肿瘤表面不光滑、不平整,常呈粗糙颗粒状;而肿瘤信号无特征,在 T_1WI 多呈低或等信号,在 T_2WI 呈高信号,强化较明显(图 4-15)。CT 平扫多表现为等或略高密度病灶,呈类圆形,部分呈分叶状,边界清楚,增强扫描呈显著均匀强化。

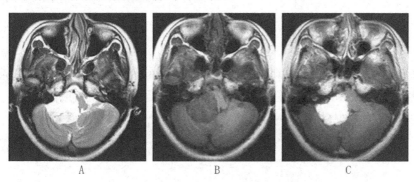

图 4-15 脉络丛乳头状瘤

A、B.轴面 T_2WI 及 T_1WI 显示肿瘤位于右侧脑桥小脑角区,信号欠均匀,"菜花状"外观,边界清楚;C.轴面增强 T_1WI 显示肿物强化明显

(三)鉴别诊断

1.与室管膜瘤鉴别

后者囊变区较多见,且多有散在点、团状钙化,增强扫描时示中等均匀或不均匀强化。发生于幕上者,年龄较大;发生于幕下者年龄较小,与前者正好相反。

2.与脑室内脑膜瘤鉴别

后者除具有脑膜瘤典型特征外,脑积水不如前者显著,好发于成年女性,以侧脑室三角区多见。

八、髓母细胞瘤

(一)临床表现与病理特征

髓母细胞瘤是一种高度恶性小细胞瘤,极易沿脑脊液通道转移。好发于小儿,特别是 10 岁左右的儿童,约占儿童脑瘤的 20%。本病起病急,病程短,多在 3 个月之内。由于肿瘤推移与压迫第四脑室,导致梗阻性脑积水,故多数患者有明显颅内压增高。

肿瘤起源于原始胚胎细胞残余,多发生于颅后窝小脑蚓部,少数位于小脑半球。大体病理检查可见肿瘤呈灰红色或粉红色,柔软易碎,边界清楚,但无包膜,出血、钙化及坏死少。镜下肿瘤细胞密集,胞质少,核大且浓染,肿瘤细胞可排列成菊花团状。

(二)MRI 表现

MRI 不仅能明确肿瘤大小、形态及其与周围结构的关系,还能与其他肿瘤鉴别诊断。MRI 检查时,肿瘤的实质部分多表现为长 T_1、长 T_2 信号,增强扫描时实质部分显著强化(图 4-16);第四脑室常被向前推移,变形变窄;大部分合并幕上脑室扩张及脑积水。MRI 较 CT 有一定优势,能清楚地显示肿瘤与周围结构及脑干的关系;矢状面或冠状面 MRI 易显示沿脑脊液种植的病灶。

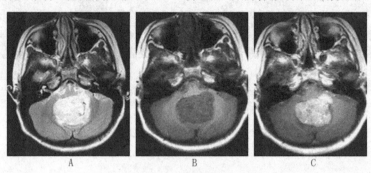

图 4-16　髓母细胞瘤

A、B.轴面 T_2WI 及 T_1WI 显示肿瘤位于小脑蚓部,形态欠规则,边界清楚,第四脑室前移;C.轴面增强 T_1WI 显示肿物不均匀强化

(三)鉴别诊断

本病需与星形细胞瘤、室管膜瘤、成血管细胞瘤及脑膜瘤相鉴别。

1.星形细胞瘤

星形细胞瘤是儿童最常见的颅内肿瘤,其病灶大多位于小脑半球,肿块边缘形态欠规则,幕上脑室扩大较少见,在 T_1WI 呈低信号,T_2WI 呈高信号,增强扫描时不如髓母细胞瘤强化明显。

2.室管膜瘤

室管膜瘤位于第四脑室内,肿块周围可见脑脊液,呈环形线状包绕,肿瘤内囊变及钙化较多见,肿物信号常不均匀。

3.脑膜瘤

第四脑室内脑膜瘤于 T_1WI 呈等信号,T_2WI 呈高信号,增强扫描时示均匀强化,可见脑膜尾征。

4.成血管细胞瘤

成血管细胞瘤常位于小脑半球,表现为大囊小结节,囊壁无或轻度强化,壁结节明显强化。

九、生殖细胞瘤

(一)临床表现与病理特征

生殖细胞瘤主要位于颅内中线位置,占颅内肿瘤的11.5%,常见于松果体和鞍区,以松果体区最多见。鞍区及松果体区生殖细胞瘤来源于胚胎时期神经管嘴侧部分的干细胞,而基底核及丘脑生殖细胞瘤来自第三脑室发育过程中异位的生殖细胞。

本病男性儿童多见,男女比例约为2.5∶1。好发年龄在12～18岁。早期无临床表现。肿瘤压迫周围组织时,出现相应神经症状。鞍区肿瘤主要出现视力下降、下丘脑综合征及尿崩症;松果体区出现上视不能、听力下降;基底核区出现偏瘫;垂体区出现垂体功能不全及视交叉、下丘脑受损表现。患者均可有头痛、恶心等高颅压表现。因松果体是一个神经内分泌器官,故肿瘤可能影响内分泌系统。性早熟与病变的部位和细胞种类相关。

(二)MRI表现

生殖细胞瘤的发生部位不同,MRI表现也不相同,分述如下。

1.松果体区

瘤体多为实质性,质地均匀,为圆形、类圆形或不规则形态,可呈分叶状或在胼胝体压部有切迹,边界清楚。一般呈等 T_1、等或稍长 T_2 信号(图 4-17)。大多数瘤体显著强化,少数中度强化,强化多均匀。少数瘤体内有单个或多个囊腔,使强化不均匀。

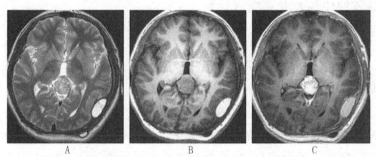

图 4-17　生殖细胞瘤

A、B.轴面 T_2WI 及 T_1WI 显示肿瘤位于第三脑室后部,类圆形,呈等 T_1、等 T_2 异常信号,信号欠均匀,边界清楚;C.轴面增强 T_1WI 显示肿瘤强化明显,但不均匀

2.鞍区

根据肿瘤的具体部位,分为 3 类。①Ⅰ类:位于第三脑室内,包括从第三脑室底向上长入第三脑室,瘤体一般较大,常有出血、囊变和坏死。②Ⅱ类:位于第三脑室底,仅累及视交叉、漏斗、垂体柄、视神经和视束,体积较小,形态多样。可沿漏斗垂体柄分布,呈长条状;或沿视交叉视束分布,呈椭圆形。一般无出血、囊变、坏死,MRI 多呈等或稍长 T_1、稍长 T_2 信号,明显或中等程度均匀强化。③Ⅲ类:仅位于蝶鞍内,MRI 显示鞍内等 T_1、等或长 T_2 信号,明显或中度均匀强化。MRI 信号无特征,与垂体微腺瘤无法区别。

3.丘脑及基底核区

肿瘤早期在 T_1WI 为低信号,T_2WI 信号均匀,呈显著均匀强化,无中线移位,边缘清晰。晚期易发生囊变、坏死和出血,MRI 多呈混杂 T_1 和混杂长 T_2 信号,不均匀强化。肿瘤体积较大,但占位效应不明显,瘤周水肿轻微。肿瘤可沿神经纤维束向对侧基底核扩散,出现斑片状强化;同侧大脑半球可有萎缩。

(三)鉴别诊断

鞍区生殖细胞瘤主要累及神经垂体、垂体柄及下丘脑。瘤体较大时,易与垂体瘤混淆。垂体瘤也呈等 T_1、等 T_2 信号,但多为直立性生长,而生殖细胞瘤向后、上生长,可资鉴别。瘤体仅于鞍内时,MRI 显示垂体饱满,后叶 T_1 高信号消失,表现类似垂体微腺瘤。但垂体腺瘤为腺垂体肿瘤,瘤体较小时仍可见后叶 T_1 高信号,可资鉴别。另外,如发现瘤体有沿垂体柄生长的趋势,或增强扫描时仅见神经垂体区强化,均有助于生殖细胞瘤诊断。

十、原发性中枢神经系统淋巴瘤

(一)临床表现与病理特征

中枢神经系统淋巴瘤曾有很多命名,包括淋巴肉瘤、网织细胞肉瘤、小胶质细胞瘤、非霍奇金淋巴瘤等。肿瘤分原发性和继发性 2 类。原发性中枢神经系统淋巴瘤是指由淋巴细胞起源,且不存在中枢神经系统以外的淋巴瘤病变。继发性中枢神经系统淋巴瘤是指原发于全身其他部位,后经播散累及中枢神经系统。近年来,根据免疫功能状态,又将淋巴瘤分为免疫功能正常及免疫功能低下型。后者主要与人类免疫缺陷病毒感染,器官移植后免疫抑制剂使用及先天遗传性免疫缺陷有关。

中枢神经系统淋巴瘤可在任何年龄发病,高峰在 40～50 岁。有免疫功能缺陷者发病年龄较早。男性多于女性,比例为 2：1。临床症状包括局灶性神经功能障碍,如无力、感觉障碍、步态异常或癫痫发作。非局灶性表现包括颅内压增高,如头痛、呕吐、视盘水肿,或认知功能进行性下降。

(二)MRI 表现

中枢神经系统淋巴瘤主要发生在脑内,病灶大多位于幕上,以深部白质为主要部位。多数病灶邻近脑室。病灶形态多为团块状,较典型表现如同"握拳"者。位于胼胝体压部的病灶沿纤维构形,形如蝴蝶,颇具特征(图 4-18)。瘤周水肿的高信号不仅表示该部位脑间质水分增加,还有肿瘤细胞沿血管周围间隙浸润播散的成分。另一特征为瘤周水肿与肿瘤体积不一致。多数肿瘤体积相对较大,具有较明显的占位效应,但周边水肿相对轻微。非免疫功能低下者发生淋巴瘤时,瘤体内囊变、坏死少见。本病也可发生在中枢神经系统的其他部位,脑外累及部位包括颅骨、颅底、脊髓等。

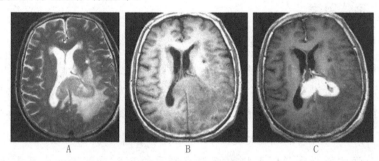

图 4-18　淋巴瘤

A、B.轴面 T_2WI 及 T_1WI 显示肿瘤位于胼胝体压部,累及双侧侧脑室枕角,周边可见水肿;C.轴面增强 T_1WI 显示瘤体形似蝴蝶,强化明显,边界清楚

(三)鉴别诊断

中枢神经系统淋巴瘤的鉴别诊断主要包括以下疾病。

1.转移癌

转移癌多位于灰白质交界处,MRI 多为长 T_1、长 T_2 信号,而淋巴瘤多为低或等 T_1、等 T_2 信号。注射对比剂后,转移癌呈结节状明显强化,病灶较大者常有中心坏死,而在淋巴瘤相对少见。转移癌周围水肿明显,一些患者有中枢神经系统以外肿瘤病史。

2.胶质瘤

胶质瘤的 MRI 多为长 T_1、长 T_2 信号,浸润性生长特征明显,边界不清,某些类型的胶质瘤(如少枝胶质细胞瘤)可有钙化,而中枢神经系统淋巴瘤很少钙化。胶质母细胞瘤强化多不规则,呈环形或分枝状。

3.脑膜瘤

脑膜瘤多位于脑表面邻近脑膜部位,形态为类圆形,边界清楚,有周围灰质推挤征象。而在中枢神经系统的淋巴瘤少见这种现象。脑膜瘤特征为 CT 高密度,MRI 等 T_1、等 T_2 信号;注射对比剂后呈均匀强化,有脑膜增强"尾征"。

4.感染性病变

感染性病变发病年龄相对年轻,部分有发热病史。MRI 增强扫描时,细菌性感染病变多为环状强化,多发性硬化多为斑块状强化。近年来人类免疫缺陷病毒感染率上升,由此引起的免疫功能低下型淋巴瘤增多,此淋巴瘤病灶常多发,环状强化多见,肿瘤中心坏死多见。

十一、垂体腺瘤

(一)临床表现与病理特征

垂体腺瘤是常见的良性肿瘤,起源于脑腺垂体,是脑外肿瘤,约占颅内肿瘤的10%。发病年龄一般在 20～70 岁,高峰在 40～50 岁,10 岁以下罕见。临床症状包括占位效应所致的非特异性头痛、头晕、视力下降、视野障碍等。根据分泌的激素水平不同,可有不同的内分泌紊乱症状。催乳素腺瘤表现为月经减少、闭经、泌乳等。促肾上腺皮质激素及促甲状腺素腺瘤对垂体正常功能影响最严重,引起肾上腺功能不全及继发甲状腺功能低下。生长激素腺瘤表现为肢端肥大症。部分患者临床表现不明显。

依据生物学行为,垂体腺瘤分为侵袭性垂体腺瘤和微腺瘤。垂体腺瘤生长、突破包膜,并侵犯邻近的硬脑膜、视神经、骨质等结构时称为侵袭性垂体腺瘤。后者的组织学形态属于良性,而生物学特征却似恶性肿瘤,且其细胞形态大部分与微腺瘤无法区别。直径＜10 mm 者称为微腺瘤。

(二)MRI 表现

肿块起自鞍内,T_1WI 多呈中等或低信号,当有囊变、出血时呈更低或高信号。T_2WI 多呈等或高信号,有囊变、出血时信号更高且不均匀。增强扫描时,除囊变、出血、钙化区外,肿瘤均有强化。

MRI 显示垂体微腺瘤具有优势。诊断依据可参考:典型临床表现,实验室化验检查有相关内分泌异常;高场强 3 mm 薄层 MRI 示垂体内局限性信号异常(低、中信号为主);鞍底受压侵蚀、垂体柄偏移;垂体上缘局限性不对称性隆起、垂体高度异常。

依据病灶部位,可对各种微腺瘤进行功能诊断。腺垂体内 5 种主要内分泌细胞通常按功能排列:分泌催乳素和生长激素的细胞位于两侧,分泌促甲状腺素和促性腺激素的细胞位于中间;分泌促肾上腺皮质激素的细胞主要在中间偏后部位。这种解剖关系与垂体腺瘤的发生率相符。注射对比剂后即刻扫描,微腺瘤的低信号与正常垂体组织对比明显,冠状面 T_1WI 显示更清晰(图 4-19)。在动态增强扫描早期,肿瘤信号低于正常垂体信号,晚期信号强度则高于或等于正常垂体信号。

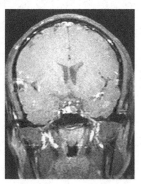

图 4-19　垂体微腺瘤

冠状面动态增强扫描 MRI 显示垂体膨隆,左侧强化延迟

　　MRI 可预测肿瘤侵袭与否。垂体腺瘤浸润性生长的指征包括垂体腺瘤突破鞍底,向蝶窦内突出;海绵窦正常形态消失,边缘向外膨隆,海绵窦与肿瘤间无明显分界,在增强扫描早期见肿瘤强化等海绵窦受侵表现(图 4-20);颈内动脉被包绕,管径缩小、变窄,或颈内动脉分支受累;斜坡骨质信号异常,边缘不光整等表现。

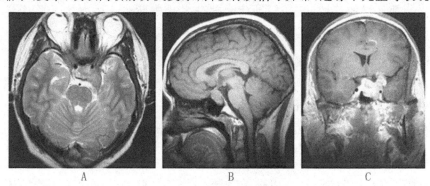

图 4-20　侵袭性垂体瘤

A.轴面 T_2WI 显示肿瘤为等 T_2 信号,累及左侧海绵窦;B.矢状面 T_1WI 显示肿瘤位于鞍内及鞍上,触及视交叉;C.冠状面增强 T_1WI 显示鞍底下陷,相邻结构受累

(三)鉴别诊断

绝大多数垂体大腺瘤具有典型的 MRI 表现,可明确诊断。但鞍内颅咽管瘤及鞍上脑膜瘤与巨大侵袭性生长的垂体腺瘤有时鉴别较难。

1.颅咽管瘤

鞍内颅咽管瘤,或对来源于鞍内、鞍上不明确时,以下征象有利于颅咽管瘤诊断:①MRI 显示囊性信号区,囊壁相对较薄,伴有或不伴有实质性部分;②CT 显示半数以上囊壁伴蛋壳样钙化或瘤内斑状钙化;③在 T_1WI 囊性部分呈现高信号,或含有高、低信号成分,而垂体腺瘤囊变部分为低信号区。

2.鞍上脑膜瘤

脑膜瘤在 MRI 信号强度及强化表现方面颇似垂体瘤。少数鞍上脑膜瘤可向鞍内延伸,长入视交叉池,与垂体瘤难以区分。以下 MRI 所见有利于脑膜瘤诊断:①显示平直状鞍隔,无"腰身征";②鞍结节或前床突有骨质改变;③肿瘤内存在流空信号,尤其是显示肿瘤内存在血管蒂,为脑膜瘤佐证。

十二、神经鞘瘤

(一)临床表现与病理特征

神经鞘瘤来源于神经鞘膜的神经膜细胞(施万细胞),是可以发生于人体任何部位的良性肿瘤,其 25％～45％ 发生在头颈部。脑神经发生的肿瘤中,神经鞘瘤多见,听神经、三叉神经发生率最高。颅后窝是第Ⅳ～Ⅻ对脑神经起源或脑神经出颅前经过的区域,脑神经肿瘤大部分发生于此。这些肿瘤的临床症状与相应脑神经的吻合性不高,肿瘤可能表现为其他脑神经和小脑的症状。仅从临床角度考虑,有时难以准确判断肿瘤的真正起源。

神经鞘瘤的病理特征是肿瘤于神经干偏心生长,有完整包膜,瘤内组织为黄色,质脆。生长过大时,瘤体可出现液化和囊变。瘤细胞主要是梭形神经膜细胞,按其排列方式分为 Antoni A 型和 Antoni B 型,以前者为主。

(二)MRI 表现

MRI 为颅后窝神经肿瘤检查的首选。大多数神经鞘瘤诊断不难。因为大多数肿瘤边界清楚,MRI 提示脑实质外肿瘤,且多数肿瘤为囊实性。神经鞘瘤 MRI 信号的特点是,T_1WI 实性部分呈等或稍低信号,囊性部分呈低信号;T_2WI 实性部分呈稍高或高信号,囊性部分信号更高;增强扫描时,实性部分明显强化,囊性部分不强化,肿瘤整体多呈环状或不均匀强化(图 4-21)。<1.5 cm 的鞘瘤

可呈均匀实性改变,且与相应脑神经关系密切,有助于诊断。

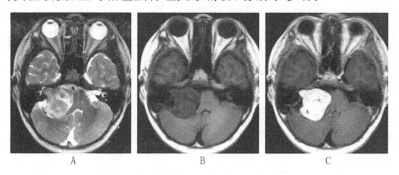

图 4-21　听神经瘤

A、B.轴面 T_2WI 及 T_1WI 显示肿瘤位于右侧脑桥小脑角区,呈等 T_1、混杂 T_2 信号,形态不规则,右侧听神经明显增粗;C.轴面增强 T_1WI 显示肿瘤明显强化,边界清楚,瘤内可见坏死灶

第三节　脑血管疾病

一、高血压脑出血

(一)临床表现与病理特征

高血压脑动脉硬化为脑出血的常见原因,出血多位于幕上,小脑及脑干出血少见。患者多有明确病史,突然发病,出血量一般较多,幕上出血常见于基底核区,也可发生在其他部位。脑室内出血常与尾状核或基底神经节血肿破入脑室有关,影像学检查显示脑室内的血肿信号或密度,并可见液平面。脑干出血以脑桥多见,由动脉破裂所致,由于出血多,压力较大,可破入第四脑室。

(二)MRI 表现

高血压动脉硬化所致脑内血肿的影像学表现与血肿的发生时间密切相关。对于早期脑出血,CT 显示优于 MRI。急性期脑出血,CT 表现为高密度,尽管由于颅底骨性伪影使少量幕下出血有时难以诊断,但大多数脑出血可清楚显示,一般出血后 6~8 周,由于出血溶解,CT 表现为脑脊液密度。血肿的 MRI 信号多变,并受多种因素影响,除血红蛋白状态外,其他因素包括磁场强度、脉冲序列、红细胞状态、凝血块的时间、氧合作用等。

MRI 的优点是可以观察出血的溶解过程。了解出血的生理学改变,是理解出血信号在 MRI 变化的基础。简单地说,急性出血由于含氧合血红蛋白及脱氧血红蛋白,在 T_1WI 呈等至轻度低信号,在 T_2WI 呈灰至黑色(低信号);亚急性期出血(一般指 3 天~3 周)由于正铁血红蛋白形成,在 T_1WI 及 T_2WI 均呈高信号(图 4-22)。随着正铁血红蛋白被巨噬细胞吞噬、转化为含铁血黄素,T_2WI 可见在血肿周围形成一低信号环。以上出血过程的 MRI 特征,在高场强磁共振仪显像时尤为明显。

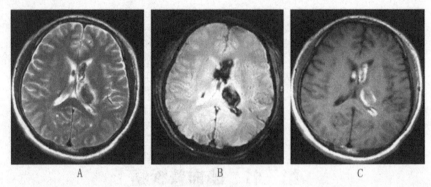

图 4-22　脑出血

A.轴面 T_2WI;B.轴面梯度回波像;C.轴面 T_1WI;MRI 显示左侧丘脑血肿,破入双侧侧脑室体部和左侧侧脑室枕角

二、超急性期脑梗死与急性脑梗死

(一)临床表现与病理特征

脑梗死是常见疾病,具有发病率、病死率和致残率高的特点,严重威胁人类健康。伴随着脑梗死病理生理学的研究取得进展,特别是提出"半暗带"概念和开展超微导管溶栓治疗后,临床需要在发病的超急性期及时明确诊断,并评价缺血脑组织的血流灌注状态,以便选择最佳治疗方案。

MRI 检查是诊断缺血性脑梗死的有效方法。发生在 6 小时内的脑梗死称为超急性期脑梗死。梗死发生 4 小时后,由于病变区持续性缺血缺氧,细胞膜离子泵衰竭,发生细胞毒性脑水肿。6 小时后,血-脑屏障被破坏,继而出现血管源性脑水肿,脑细胞出现坏死。1~2 周后,脑水肿逐渐减轻,坏死脑组织液化,梗死区出现吞噬细胞,清除坏死组织。同时,病变区胶质细胞增生,肉芽组织形成。8~10 周后,形成囊性软化灶。少数缺血性脑梗死在发病 24~48 小时后,可因血液再灌注,发生梗死区出血,转变为出血性脑梗死。

(二)MRI 表现

常规 MRI 用于诊断脑梗死的时间较早。但由于常规 MRI 特异性较低,往往需要在发病 6 小时以后才能显示病灶,而且不能明确病变的范围及半暗带的大小,也无法区别短暂性脑缺血发作与急性脑梗死,因此其诊断价值受限。随着 MRI 技术的发展,功能性磁共振检查提供了丰富的诊断信息,使缺血性脑梗死的诊断有了突破性进展。

在脑梗死的超急性期,T_2WI 上脑血管出现异常信号,表现为正常的血管流空效应消失。T_1WI 增强扫描时,出现动脉增强的影像,这是最早的表现。它与脑血流速度减慢有关,此征象在发病3~6 小时即可发现。血管内强化一般出现在梗死区域及其附近,皮质梗死较深部白质梗死更多见。基底核、丘脑、内囊、大脑脚的腔隙性梗死一般不出现血管内强化,大范围的脑干梗死有时可见血管内强化。

由于脑脊液的流动伪影及与相邻脑皮质产生的部分容积效应,常规 T_2WI 不易显示位于大脑皮质与灰白质交界处、岛叶及脑室旁深部脑白质的病灶,且不易鉴别脑梗死分期。FLAIR 序列由于抑制脑脊液信号,同时增加 T_2 权重成分,背景信号减低,使病灶与正常组织的对比显著增加,易于发现病灶。FLAIR 序列的另一特点是可鉴别陈旧与新鲜梗死灶。陈旧与新鲜梗死灶在 T_2WI 均为高信号。而在 FLAIR 序列,由于陈旧梗死灶液化,内含自由水,T_1 值与脑脊液相似,故软化灶呈低信号,或低信号伴周围环状高信号;新鲜病灶内含结合水,T_1 值较脑脊液短,呈高信号。但 FLAIR 序列仍不能对脑梗死做出精确分期,同时对于<6 小时的超急性期病灶,FLAIR 的检出率也较差。DWI 技术在脑梗死中的应用解决了这一问题。

DWI 对缺血改变非常敏感,尤其是超急性期脑缺血。脑组织急性缺血后,由于缺血、缺氧、Na^+-K^+-ATP 酶功能降低,导致钠、水滞留,首先引起细胞毒性水肿,水分子弥散运动减慢,表现为主动脉夹层 C 值下降,继而出现血管源性水肿,随后细胞溶解,最后形成软化灶。相应地在急性期主动脉夹层 C 值先降低后逐渐回升,在亚急性期主动脉夹层 C 值多数降低。DWI 图与主动脉夹层 C 图的信号表现相反,在 DWI 弥散快(主动脉夹层 C 值高)的组织呈低信号,弥散慢(主动脉夹层 C 值低)的组织呈高信号。人脑发病后 2 小时即可在 DWI 发现直径为 4 mm 的腔隙性病灶。急性期患者 T_1WI 和 T_2WI 均可正常,FLAIR 序列部分显示病灶,而在 DWI 均可见脑神经体征相对应区域的高信号。发病6~24 小时后，T_2WI 可发现病灶，但病变范围明显小于 DWI，信号强度明显低于 DWI。发病 24~72 小时后，DWI 与 T_1WI、T_2WI、FLAIR 序列显示的病变范围基本一致。72 小时后进入慢性期，随诊观察到 T_2WI 仍呈高信号，而病灶在 DWI 信号下降，且在不同病理进程中信号表现不同。随时间延长，DWI 信号继续下降，表现为低信号，此时主动脉夹层 C 值明显升高。因此，DWI 不仅能对急性脑梗死定性分析，还可通过计算主动脉夹层 C 与 r 主动脉夹层 C 值作定量分析，鉴别新鲜和陈旧脑梗死，评价疗效及预后。

DWI、FLAIR、T_1WI、T_2WI 敏感性比较：对于急性脑梗死，FLAIR 序列敏感性高，常早于 T_1WI、T_2WI 显示病变，此时 FLAIR 成像可取代常规 T_2WI；DWI 显示病变更为敏感，病变与正常组织间的对比更高，所显示的异常信号范围均不同程度大于常规 T_2WI 和 FLAIR 序列，因此 DWI 敏感性最高。但 DWI 空间分辨率相对较低，磁敏感性伪影影响显示颅底部病变（如颞极、额中底部、小脑），而 FLAIR 显示这些部位的病变较 DWI 清晰。DWI 与 FLAIR 技术在评价急性脑梗死病变中具有重要的临床价值，两者结合应用能准确诊断早期梗死，鉴别新旧梗死病灶，指导临床溶栓灌注治疗。

PWI 显示脑梗死病灶比其他 MRI 更早，且可定量分析脑血流量。在大多数病例，PWI 与 DWI 表现存在一定差异。在超急性期，PWI 显示的脑组织血流灌注异常区域大于 DWI 的异常信号区，且 DWI 显示的异常信号区多位于病灶中心。缺血半暗带是指围绕异常弥散中心的周围正常弥散组织，它在急性期灌注减少，随病程进展逐渐加重。如不及时治疗，于发病几小时后，DWI 所示的异常信号区域将逐渐扩大，与 PWI 所示的血流灌注异常区域趋于一致，最后发展为梗死灶。同时应用 PWI 和 DWI，有可能区分可恢复性缺血脑组织与真正的脑梗死（图 4-23、图 4-24）。

MRS 可区分水质子信号与其他化合物或原子中质子产生的信号，使脑梗死的研究达到细胞代谢水平。这有助于理解脑梗死的病理生理变化，早期诊断，判断预后和疗效。急性脑梗死核磁共振磷谱主要表现为 PCr 和 ATP 下降，Pi 升高，同时 pH 值降低。发病后数周核磁共振磷谱的异常信号改变可反映梗死病变不同演变的代谢状况。脑梗死发生 24 小时内，核磁共振氢谱显示病变区乳酸持续性升高，这与葡萄糖无氧酵解有关。有时可见烟酰胺降低，或因髓鞘破坏出现胆固醇升高。

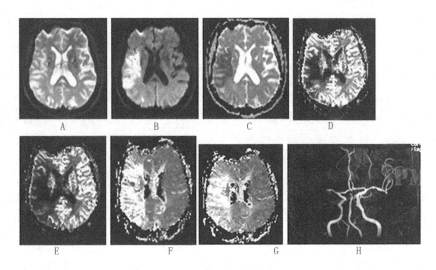

图 4-23　超急性期脑梗死

A.轴面 DWI(b=0),右侧大脑中动脉分布区似见高信号;B.DWI(b=1 500)显示右侧大脑中动脉分布区异常高信号;C.主动脉夹层 C 图显示相应区域低信号;D.PWI显示脑血流量减低;E.PWI 显示脑血容量减低;F.PWI 显示平均通过时间延长;G.PWI 显示达峰时间延长;H.磁共振血管成像显示右侧大脑中动脉闭塞

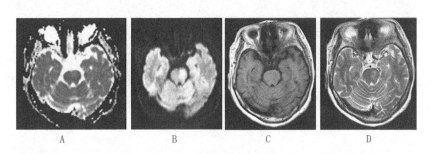

图 4-24　脑桥急性脑梗死

A.轴面主动脉夹层 C 图未见明显异常信号;B.DWI 显示左侧脑桥异常高信号;C.轴面 T_1WI,左侧脑桥似见稍低信号;D.在 T_2WI,左侧脑桥可见稍高信号

三、静脉窦闭塞

(一)临床表现与病理特征

脑静脉窦血栓是一种特殊类型的脑血管病,分为非感染性与感染性两大类。前者多由外伤、消耗性疾病、某些血液病、妊娠、严重脱水、口服避孕药等所致,后者多继发于头面部感染,以及化脓性脑膜炎、脑脓肿、败血症等疾病。主要临床表现为颅内高压,如头痛、呕吐、视力下降、视盘水肿、偏侧肢体无力、偏瘫等。

本病发病机制和病理变化不同于动脉血栓形成,脑静脉回流障碍和脑脊液吸收障碍是主要改变。若静脉窦完全阻塞并累及大量侧支静脉,或血栓扩展到脑皮质静脉时,出现颅内压增高和脑静脉、脑脊液循环障碍,导致脑水肿、出血、坏死。疾病晚期,严重的静脉血流淤滞和颅内高压将继发动脉血流减慢,导致脑组织缺血、缺氧,甚至梗死。因此,临床表现多样性是病因及病期不同、血栓范围和部位不同,以及继发脑内病变综合作用的结果。

(二)MRI 表现

MRI 诊断静脉窦血栓有一定优势,一般不需增强扫描。磁共振静脉成像可替代数字减影血管造影检查。脑静脉窦血栓最常发生于上矢状窦,根据形成时间长短,MRI 表现复杂多样(图 4-25),给诊断带来一定困难。急性期静脉窦血栓通常在 T_1WI 呈中等或明显高信号,T_2WI 显示静脉窦内极低信号,而静脉窦壁呈高信号。随着病程延长,T_1WI 及 T_2WI 均呈高信号;有时在 T_1WI,血栓边缘呈高信号,中心呈等信号,这与脑内血肿的演变一致。T_2WI 显示静脉窦内流空信号消失,随病程发展甚至萎缩、闭塞。

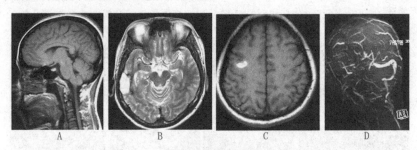

图 4-25　静脉窦闭塞

A.矢状面 T_1WI 显示上矢状窦中后部异常信号;B.轴面 T_2WI 显示右颞部长 T_2 信号,周边见低信号(含铁血红素沉积);C.轴面 T_1WI 显示右额叶出血灶;D.磁共振静脉成像显示上矢状窦、右侧横窦及乙状窦闭塞

需要注意,缩短重复时间可使正常人脑静脉窦在 T_1WI 信号增高,与静脉窦血栓混淆。由于磁共振的流入增强效应,在 T_1WI 正常人脑静脉窦可由流空信号变为明亮信号,与静脉窦血栓表现相同。另外,血流缓慢可使静脉窦信号强度增高;颞静脉存在较大逆流,可使部分发育较小的横窦呈高信号;乙状窦和颈静脉球内的涡流也常在序列号图像呈高信号。因此,对于疑似病例,应通过延长重复时间、改变扫描层面,以及磁共振静脉成像检查进一步鉴别。

磁共振静脉成像可反映脑静脉窦的形态和血流状态,对诊断静脉窦血栓具有一定优势。静脉窦血栓的直接征象为受累静脉窦闭塞、不规则狭窄和充盈缺损。由于静脉回流障碍,常见脑表面及深部静脉扩张、静脉血淤滞及侧支循环形成。但是,当存在静脉窦发育不良时,MRI及磁共振静脉成像诊断本病存在困难。对比剂增强磁共振静脉成像可得到更清晰的静脉图像,弥补这方面的不足。大脑除了浅静脉系统,还有深静脉系统。后者由 Galen 静脉和基底静脉组成。增强磁共振静脉成像显示深静脉比磁共振静脉成像更清晰。若 Galen 静脉形成血栓,可见局部引流区域(如双侧丘脑、尾状核、壳核、苍白球)水肿,侧脑室扩大。一般认为室间孔梗阻由水肿造成,而非静脉压升高所致。

四、动脉瘤

(一)临床表现与病理特征

脑动脉瘤是脑动脉的局限性扩张,发病率较高。患者的主要症状有出血、局灶性神经功能障碍、脑血管痉挛等。绝大多数囊性动脉瘤是先天性血管发育不良和后天获得性脑血管病变共同作用的结果。此外,创伤和感染也可引起动脉瘤,高血压、吸烟、饮酒、滥用可卡因、避孕药、某些遗传因素也被认为与动脉瘤形成有一定关系。

动脉瘤破裂的危险因素包括瘤体大小、部位、形状、多发和性别、年龄等。瘤体大小是最主要因素,基底动脉末端动脉瘤最易出血,高血压、吸烟、饮酒增加破裂危险性。32%～52%的蛛网膜下腔出血为动脉瘤破裂引起。治疗时机不同,治疗方法、预后和康复差别很大。对于未破裂的动脉瘤,目前主张早期诊断及早期行外科手术。

(二)MRI 表现

动脉瘤在 MRI 呈边界清楚的低信号,与动脉相连。血栓形成后,动脉瘤可呈不同信号强度(图 4-26),据此可判断血栓的范围、瘤腔的大小及是否并发出血。瘤腔多位于动脉瘤的中央,呈低信号,如血液滞留可呈高信号。血栓因血红蛋白代谢阶段不同,其信号也不同。

动脉瘤破裂时常伴蛛网膜下腔出血。两侧大脑间裂的蛛网膜下腔出血常与前交通动脉瘤破裂有关,外侧裂的蛛网膜下腔出血常与大脑中动脉动脉瘤破裂有关,第四脑室内血块常与小脑后下动脉动脉瘤破裂有关,第三脑室或双侧侧脑室内血块常与前交通动脉瘤和大脑中动脉动脉瘤破裂有关。

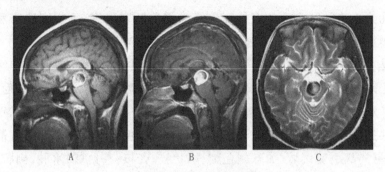

图 4-26　基底动脉动脉瘤

A.矢状面 T_1WI 显示脚间池圆形混杂信号,可见流动伪影;B.增强 T_1WI
可见动脉瘤瘤壁强化明显;C.轴面 T_2WI 显示动脉瘤内混杂低信号

五、血管畸形

(一)临床表现与病理特征

血管畸形与胚胎发育异常有关,包括动静脉畸形、毛细血管扩张症、海绵状血管瘤(最常见的隐匿性血管畸形)、脑静脉畸形或静脉瘤等。各种脑血管畸形中,动静脉畸形最常见,为迂曲扩张的动脉直接与静脉相连,中间没有毛细血管。畸形血管团大小不等,多发于大脑中动脉系统,幕上多于幕下。由于动静脉畸形存在动静脉短路,使局部脑组织呈低灌注状态,形成缺血或梗死。畸形血管易破裂,引起自发性出血。临床表现为癫痫发作、血管性头痛、进行性神经功能障碍等。

(二)MRI 表现

脑动静脉畸形时,MRI 显示脑内流空现象,即低信号环状或线状结构(图 4-27),代表血管内高速血流。在注射对比剂后,高速血流的血管通常不增强,而低速血流的血管往往明显增强。梯度回波图像有助于评价血管性病变。CT 可见形态不规则、边缘不清楚的等或高密度点状、弧线状血管影,可有钙化。

中枢神经系统的海绵状血管瘤并不少见。典型 MRI 表现为,在 T_1WI 及 T_2WI 病变呈高信号或混杂信号,部分病例可见桑葚状或网络状结构;在 T_2WI,病灶周边由低信号的含铁血黄素构成。在梯度回波图像,因磁敏感效应增加,低信号更明显,可以提高小海绵状血管瘤的检出率。MRI 的诊断敏感性、特异性及对病灶结构的显示均优于 CT。部分海绵状血管瘤具有生长趋势,MRI 随诊可了解其演变情况。毛细血管扩张症也是脑出血的原因之一。CT 扫描及常规血管造影时,往往为阴性结果。MRI 检查显示微小灶性出血时,提示该病;由于含有相对缓慢的血流,注射对比剂后可见病灶增强。

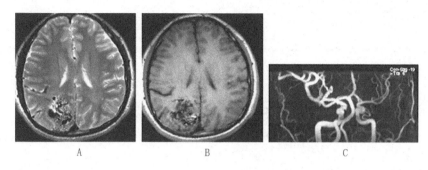

图 4-27　动静脉畸形

A.轴面 T_2WI 显示右顶叶混杂流空信号及增粗的引流静脉;B.轴面 T_1WI 显示团状混杂信号;C.磁共振血管成像显示异常血管团、供血动脉、引流静脉

脑静脉畸形或静脉瘤较少引起脑出血,典型 MRI 表现为注射对比剂后,病灶呈"水母头"样,经中央髓静脉引流(图 4-28)。合并海绵状血管瘤时,可有出血表现。注射对比剂前,较大的静脉分支在 MRI 呈流空低信号。有时,质子密度像可见线样高或低信号。静脉畸形的血流速度缓慢,磁共振血管成像成像时如选择恰当的血流速度,常可显示病变。血管造影检查时,动脉期表现正常,静脉期可见扩张的髓静脉分支。

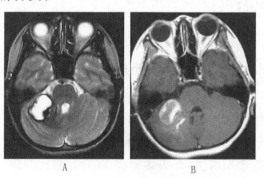

图 4-28　静脉畸形

A.轴面 T_2WI 显示右侧小脑异常高信号,周边有含铁血黄素沉积(低信号环);B.轴面 T_1WI 增强扫描,可见团状出血灶及"水母头"样静脉畸形

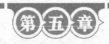

乳腺疾病的MRI诊断

第一节　乳腺增生性疾病

一、临床表现与病理特征

临床上,乳腺增生性疾病多见于 30～50 岁的妇女,症状为乳房胀痛和乳腺内多发性"肿块",症状常与月经周期有关,月经前期症状加重,月经后症状减轻或消失。

乳腺增生性疾病的病理诊断标准及分类尚不统一,故命名较为混乱。一般组织学上将乳腺增生性疾病描述为一类以乳腺组织增生和退行性病变为特征的改变,伴有上皮和结缔组织的异常组合,它是在某些激素分泌失调的情况下,表现出乳腺组织成分的大小和数量构成比例及形态上的周期性变化,是一组综合征。乳腺增生性疾病包括囊性增生病、小叶增生、腺病和纤维性病。其中囊性增生病包括囊肿、导管上皮增生、乳头状瘤病、腺管型腺病和顶泌汗腺样化生,它们之间有依存关系,但不一定同时存在。囊肿由末梢导管扩张而成,可有单个或多个,大小不等,最大者直径可以＞5 cm,小者如针尖状。

二、MRI 表现

在 MRI 平扫 T_1WI 上,增生的导管腺体组织表现为低或中等信号,与正常乳腺组织信号相似;在 T_2WI 上,信号强度主要依赖于增生组织内含水量,含水量越高信号强度亦越高。当导管、腺泡扩张严重,分泌物潴留时可形成囊肿,常为多发,T_1WI 上呈低信号,T_2WI 上呈高信号。少数囊肿因液体内蛋白含量较高,T_1WI 上亦可呈高信号。囊肿一般不强化,少数囊肿如有破裂或感染时,其囊壁可有强化(图 5-1)。在动态增强扫描时,乳腺增生多表现为多发性或弥漫性小片状或大片状轻至中度的渐进性强化,随时间的延长强化程度和强化范围逐渐增高和扩大(图 5-2)。强化程度通常与增生的严重程度成正比,增生程度越重,强化就越明显,严重时强化表现可类似于乳腺恶性病变。

　　DWI 和 MRS 检查有助于良、恶性病变的鉴别,通常恶性病变在 DWI 呈高信号,主动脉夹层 C 值降低;而良性病变在 DWI 上主动脉夹层 C 值较高。在核磁共振氢谱上,70%～80%的乳腺癌于3.2 ppm处可出现胆碱峰;而大多数良性病变则无胆碱峰出现。但部分文献曾报道,在乳腺实质高代谢的生理状态(如哺乳期)也可测到胆碱峰。也有学者认为由于胆碱是细胞膜磷脂代谢的成分之一,参与细胞膜的合成和退变,无论良性或恶性病变,只要在短期内迅速生长,细胞增殖加快,膜转运增加,胆碱含量就可以升高,MRS 即可测到胆碱峰(图 5-3)。

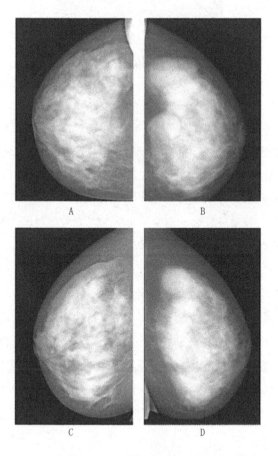

图 5-1　双侧乳腺囊性增生病(一)

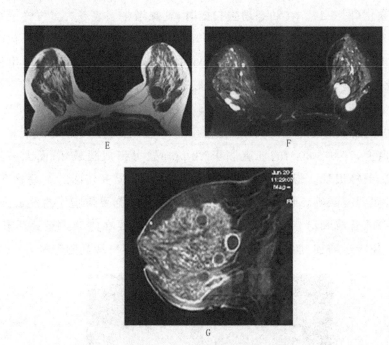

图 5-1　双侧乳腺囊性增生病(二)

A、B.右、左乳 X 线头尾位片;C、D.右、左乳 X 线内外侧斜位片,显示双乳呈多量腺体型乳腺,其内可见多个大小不等圆形或卵圆形肿物,部分边缘清晰光滑,部分边缘与腺体重叠显示欠清,未见毛刺、浸润征象,肿物密度与腺体密度近似;E.MRI 平扫横轴面 T_1WI;F.MRI 平扫横轴面脂肪抑制 T_2WI,显示双乳腺内可见多发大小不等肿物,T_1WI 呈低信号,T_2WI 呈高信号,边缘清晰光滑,内部信号均匀;G.MRI 增强后矢状面 T_1WI,显示部分肿物未见强化,部分肿物边缘可见规则环形强化

三、鉴别诊断

(1)局限性乳腺增生,尤其是伴有结构不良时需与浸润型乳腺癌鉴别:局限性增生多为双侧性,通常无皮肤增厚及毛刺等恶性征象;若有钙化,亦较散在,而不似乳腺癌密集。动态增强 MRI 检查有助于鉴别,局限性增生多表现为信号强度随时间延迟而渐进性增加,于晚期时相关病变的信号强度和强化范围逐渐增高和扩大,而浸润型乳腺癌的信号强度呈快速明显增高且快速降低模式。

(2)囊性增生的囊肿需与良性肿瘤(如多发纤维腺瘤)鉴别:MRI 可鉴别囊肿和纤维腺瘤。囊肿呈典型液体信号特征,T_1WI 呈低信号,T_2WI 呈高信号。

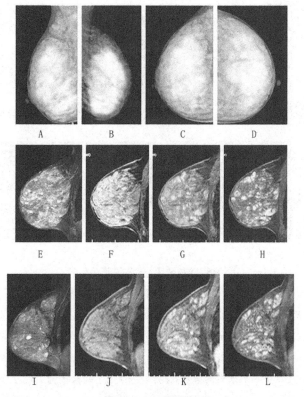

图 5-2　双乳增生

A、B.右、左乳 X 线内外侧斜位片；C、D.右、左乳 X 线头尾位片，显示双乳呈多量腺体型乳腺，其内可见多发斑片状及结节状影，与腺体密度近似；E.左乳 MRI 平扫矢状面脂肪抑制 T_2WI；F、G、H.分别为左乳 MRI 平扫和动态增强后 1、8 分钟；I.右乳 MRI 平扫矢状面脂肪抑制 T_2WI；J、K、L.分别为右乳 MRI 平扫和动态增强后 1、8 分钟，显示双乳呈多量腺体型乳腺，平扫 T_2WI 呈双乳腺内多发大小不等液体信号灶，动态增强后双乳腺内弥漫分布多发斑点状及斑片状渐进性强化，随时间的延长强化程度和强化范围逐渐增高和扩大

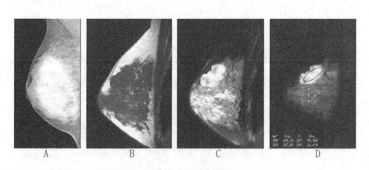

图 5-3　（右乳腺）腺泡型腺病（一）

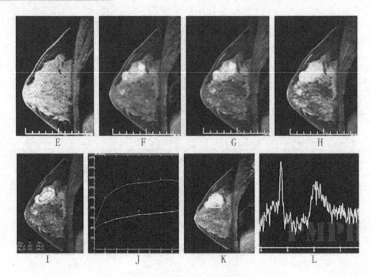

图 5-3 （右乳腺）腺泡型腺病（二）

A.右乳 X 线内外侧斜位片,外上方腺体表面局限性突出,呈中等密度,所见边缘光滑,
相邻皮下脂肪层及皮肤正常;B.MRI 平扫矢状面 T_1WI;C.MRI 平扫矢状面脂肪抑制
T_2WI,显示右乳外上方不规则形肿物,呈分叶状,T_1WI 呈较低信号,T_2WI 呈中等、高
混杂信号,边界尚清楚;D.DWI 图,病变呈异常高信号,主动脉夹层 C 值略降低;E、F、
G、H.分别为 MRI 平扫和动态增强后 1、2、8 分钟;I、J.动态增强后病变和正常腺体感
兴趣区测量及时间-信号强度曲线,显示动态增强后病变呈明显强化且随时间延迟信
号强度呈逐渐升高趋势;K.病变区 MRS 定位像;L.MRS 图,于病变区行 MRS 检查,
在 3.2 ppm 处可见异常增高胆碱峰

第二节　乳腺脂肪坏死

一、临床表现与病理特征

乳腺脂肪坏死常为外伤或医源性损伤导致局部脂肪细胞坏死液化后引起的
非化脓性无菌性炎症反应。虽然乳腺内含有大量的脂肪组织,但发生脂肪坏死
者并不多见。根据病因可将乳腺脂肪坏死分为原发性和继发性 2 种。绝大多数
为原发性脂肪坏死,由外伤后引起,外伤多为钝器伤,尽管有些患者主诉无明显
外伤史,但一些较轻的钝器伤,如桌边等的碰撞也可使乳腺脂肪组织直接受到挤

压而发生坏死。继发性乳腺脂肪坏死可由于导管内容物淤积并侵蚀导管上皮，使具有刺激性的导管内残屑溢出到周围的脂肪组织内，导致脂肪坏死，也可由于手术、炎症等原因引起。

脂肪坏死的病理变化随病期而异。最早表现为一个局限出血区，脂肪组织稍变硬。镜下可见脂肪细胞混浊及脂肪细胞坏死崩解，融合成较大的脂滴。3～4周后形成一个圆形硬结，表面呈黄灰色，并有散在暗红区，切面见油囊形成，囊大小不一，其中含油样液或暗褐色的血样液及坏死物质。后期纤维化，病变呈坚实的灰黄色肿块，切面为放射状瘢痕样组织，内有含铁血黄素及钙盐沉积。

脂肪坏死多发生在巨大脂肪型乳腺患者中。发病年龄为14～80岁，但多数发生在中、老年。约半数患者有外伤史，病变常位于乳腺表浅部位的脂肪层内，少数可发生于乳腺任何部位。最初表现为病变处出现黄色或棕黄色瘀斑，随着病变的发展，局部出现肿块，界限多不清楚，质地硬韧，有压痛，与周围组织有轻度粘连。后期由于大量纤维组织增生，肿块纤维样变，使其边界较清楚。纤维化后可有牵拽征，如皮肤凹陷、乳头内陷等，应注意与乳腺癌鉴别。部分患者肿块最后可缩小、消失。少数患者由于炎症的刺激可伴有同侧腋窝淋巴结肿大。

二、MRI 表现

乳腺脂肪坏死表现典型者病变多位于皮下脂肪层表浅部位(图 5-4)，当脂肪坏死发生在乳腺较深部位与腺体重叠而表现为边缘欠清的肿块性病变时易误诊为乳腺癌。病变早期，若皮肤有红肿、瘀斑，则可显示为非特异性的皮肤局限增厚与皮下脂肪层致密浑浊。在 MRI 上较早期的脂肪坏死表现为形状不规则、边界不清楚，病变在 T_1WI 上表现为低信号，在 T_2WI 上表现为高信号，内部信号不均匀。

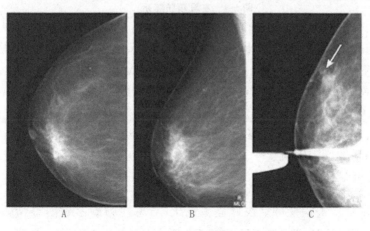

图 5-4　右乳脂肪坏死(一)

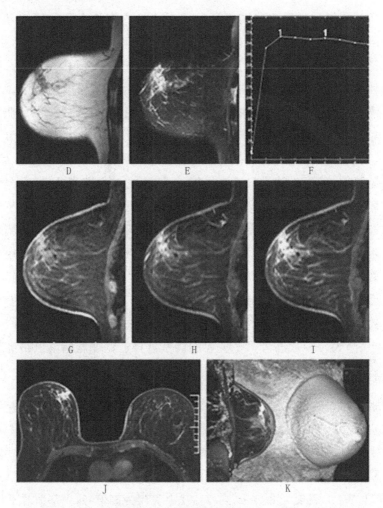

图 5-4　右乳脂肪坏死(二)

63岁,女,2个月前右乳曾有自行车车把撞过外伤史;A.右乳 X 线头尾位片;B.右乳 X 线内外侧斜位片;C.右乳病变切线位局部加压片,显示右乳内上方皮下脂肪层及邻近腺体表层局限致密,边界不清,密度中等;D.右乳 MRI 平扫矢状面 T_1WI;E.右乳 MRI 平扫矢状面脂肪抑制 T_2WI;F.动态增强后病变时间-信号强度曲线图;G、H、I.分别为 MRI 平扫和动态增强后1、8分钟;J.增强后延迟时相横轴面 T_1WI;K.VR 图,显示右乳内上方皮下脂肪层及邻近腺体表层局限片状异常信号,边界欠清,于 T_1WI 呈较低信号,T_2WI 呈较高信号,动态增强后病变呈明显不均匀强化,时间-信号强度曲线呈平台型,局部皮肤增厚

动态增强检查病变可呈快速显著强化,与恶性肿瘤鉴别困难。病变后期纤维化后,动态增强检查有助于脂肪坏死的诊断,其强化方式缺乏典型恶性病变具

有的快进快出特点。

三、鉴别诊断

本病应与乳腺癌鉴别。发生在皮下脂肪层表浅部位的乳腺脂肪坏死诊断不难。对于无明显外伤史,脂肪坏死又发生在乳腺较深部位且与腺体重叠时,与乳腺癌较难鉴别。通常乳腺癌的肿块呈渐进性增大,而脂肪坏死大多有缩小趋势。对于较早期的脂肪坏死,单纯依靠 MRI 动态增强后的曲线类型与乳腺癌鉴别困难。病变后期纤维化后,动态增强检查有助于脂肪坏死的诊断,其强化方式缺乏典型恶性病变具有的快进快出特点。

第三节　乳腺积乳囊肿

一、临床表现与病理特征

积乳囊肿比较少见,其形成与妊娠及哺乳有关。在泌乳期时,若一支或多支输乳管排乳不畅或发生阻塞,引起乳汁淤积而形成囊肿。因其内容物为乳汁或乳酪样物而不同于一般的囊肿。肉眼看,积乳囊肿为灰白色,可为单房或多房性,内含乳汁或乳酪样物。囊壁从内向外由坏死层、圆细胞浸润层及结缔组织层组成,并可见到一支或数支闭塞的导管。

临床上,患者多为 40 岁以下曾哺乳的妇女,多在产后 1~5 年内发现,偶可在 10 余年后才发现。由于囊肿较柔软,临床上可摸不到肿块而由 X 线或超声检查意外发现,或可触到光滑、活动的肿块。若囊壁纤维层较厚,则肿块亦可表现为较坚硬。如发生继发感染,则可有红、痛等炎性症状及体征。少数积乳囊肿的患者亦可发生自发性吸收消散。

二、MRI 表现

MRI 具有多参数成像特点,结合病变在不同成像序列上的信号表现,一般诊断不难。在 MRI 上,积乳囊肿内水分含量较多时可呈典型液体信号特征,即在 T_1WI 上表现为低信号,在 T_2WI 上表现为高信号(图 5-5)。如积乳囊肿内脂肪、蛋白或脂质含量较高,在 T_1WI 和 T_2WI 则表现为明显高信号,在脂肪抑制序列表现为低信号或仍呈较高信号。如病变内所含成分表现为脂肪组织和水含量基本相等时,于 MRI 反相位上可表现为病变信号明显减低(图 5-6)。增强MRI 检查时囊壁可有轻至中度强化。

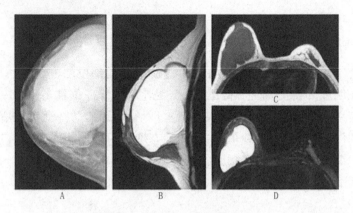

图 5-5　(右乳腺)积乳囊肿

A.右乳 X 线头尾位片,显示右乳内存在 8 cm×11 cm 的肿块,边界清楚,外形轻度分叶,密度与腺体接近,其内可见不规则粗颗粒状钙化;B.MRI 平扫矢状面 T_2WI;C.MRI 平扫横轴面 T_1WI;D.MRI 平扫横轴面脂肪抑制 T_2WI,显示右乳内存在 6.0 cm×8.2 cm 的肿块,边界清楚,外形轻度分叶,病变于 T_1WI 呈低信号,T_2WI 呈高信号,脂肪抑制后病变仍呈高信号,其内可见部分分隔影

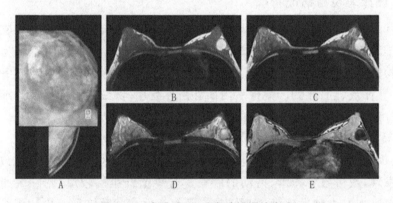

图 5-6　(左乳腺)积乳囊肿伴慢性炎症

A.左乳 X 线头尾位病变局部放大片,显示左乳外侧存在卵圆形肿物,边界清晰,肿物内部密度明显不均匀,可见呈脂肪组织样低密度,其内散在颗粒及斑片状较高密度影;B.MRI平扫横轴面 T_1WI;C.MRI平扫横轴面 T_2WI;D.MRI 平扫横轴面脂肪抑制 T_2WI;E.MRI 平扫横轴面反相位,显示左乳外侧存在类圆形肿块,边界清楚,病变于 T_1WI 和 T_2WI 均呈高信号,脂肪抑制后病变信号略有降低,但于 MRI 反相位上病变信号明显减低

三、鉴别诊断

(1)致密结节型积乳囊肿的 X 线表现与其他良性肿瘤不易鉴别,只能依靠临床病史及体检加以区别。

(2)X 线上透亮型积乳囊肿需与脂肪瘤和错构瘤鉴别:一般脂肪瘤较积乳囊

肿大,外形常呈轻度分叶状,肿瘤内可有纤细的纤维分隔。错构瘤的特点为混杂密度,包括斑片状低密度的脂肪组织及中等密度的纤维腺样组织,包膜纤细。透亮型积乳囊肿表现为圆形或卵圆形,呈部分或全部高度透亮的结构;囊壁光滑整齐,一般较脂肪瘤和错构瘤的壁厚,MRI增强检查时囊壁可有轻至中度强化。

第四节 乳腺脓肿

一、临床表现与病理特征

乳腺脓肿既可发生于产后哺乳期妇女,也可发生于非产后哺乳期妇女。乳腺脓肿可由乳腺炎形成,少数来自囊肿感染。而对于非产后哺乳期乳腺脓肿,则多数不是由急性乳腺炎迁延而来,临床表现不典型,常无急性过程,患者往往以乳腺肿块而就诊,因缺乏典型的乳腺炎病史或临床症状,而且近年来乳腺癌的发病率上升,容易将其误诊为乳腺肿瘤。

二、MRI表现

乳腺脓肿在MRI上比较具有特征性表现,MRI平扫T_1WI上表现为低信号,T_2WI上呈中等或高信号,边界清晰或部分边界清晰,脓肿壁在T_1WI上表现为环状规则或不规则的等或略高信号,在T_2WI上表现为等或高信号,且壁较厚。当脓肿形成不成熟时,环状壁可厚薄不均匀或欠完整,外壁边缘较模糊;而脓肿成熟后,其壁厚薄均匀完整。脓肿中心坏死部分在T_1WI上呈明显低信号、在T_2WI上呈明显高信号。水肿呈片状或围绕脓肿壁的晕圈,在T_1WI上信号较脓肿壁更低、在T_2WI上信号较脓肿壁更高。

在增强MRI上,典型的脓肿壁呈厚薄均匀的环状强化,多数表现为中度、均匀、延迟强化。当脓肿处于成熟前的不同时期时,脓肿壁亦可表现为厚薄均匀或不均匀的环状强化,强化程度亦可不同。脓肿中心坏死部分及周围水肿区无强化。部分脓肿内可见分隔状强化。较小的脓肿可呈结节状强化。当慢性脓肿的脓肿壁大部分发生纤维化时,则强化较轻。如在脓肿周围出现子脓肿时对诊断帮助较大(图5-7)。

三、鉴别诊断

(一)良性肿瘤和囊肿

乳腺脓肿在MRI上具有特征性表现,脓肿壁较厚,增强后呈环状强化,中心为无强化的低信号区。如行 DWI 检查,乳腺脓肿与良性肿瘤或囊肿表现不同,脓液主动脉夹层 C 值较低。

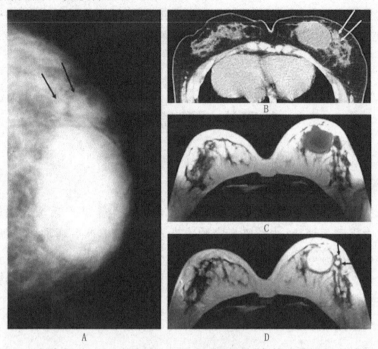

图 5-7 左乳腺脓肿

A.左乳 X 线头尾位片,显示左乳内存在上高密度肿物,肿物大部分边缘清晰、规则,部分后缘显示模糊,其内未见钙化,该肿物外侧尚可见两个小结节(黑箭),密度与腺体密度相近,边缘尚光滑;B.CT 平扫,显示左乳内侧存在肿物,边界清楚,其内部 CT 值为 11.4 HU,肿物壁密度稍高且较厚,其外侧亦可见两个小结节(白箭),边界清楚;C.MRI 平扫横轴面 T_1WI;D.MRI 平扫横轴面 T_2WI,显示左乳内侧存在类圆形肿物,肿物于 T_1WI 上呈低信号,T_2WI 上呈高信号,表现为液体信号特征,边界清楚,肿物外周可见一个厚度大致均匀的壁,内壁光滑整齐,该肿物外侧亦可见 2 个信号与之相同的小结节(黑箭),边界清楚

(二)肿块型乳腺癌

乳腺癌多表现为形态不规则,边缘毛刺,临床以无痛性肿块为主要表现。在动态增强 MRI 上,乳腺癌信号强度多为快速明显增高且快速减低,强化方式多由边缘向中心渗透,呈向心样强化。而脓肿呈环状强化,壁较厚,中心为无强化的低信号区。

第五节 乳腺纤维腺瘤

一、临床表现与病理特征

乳腺纤维腺瘤是最常见的乳腺良性肿瘤,多发生在 40 岁以下妇女,可见于一侧或两侧,也可多发,多发者约占 15%。患者一般无自觉症状,多为偶然发现,少数可有轻度疼痛,为阵发性或偶发性,或在月经期明显。触诊时多为类圆形肿块,表面光滑,质地韧,可活动,与皮肤无粘连。病理上,纤维腺瘤是由乳腺纤维组织和腺管 2 种成分增生共同构成的良性肿瘤。在组织学上,可表现为以腺上皮为主要成分,也可表现为以纤维组织为主要成分,按其比例不同,可称之为纤维腺瘤或腺纤维瘤。多数肿瘤以纤维组织增生为主要改变,其发生与乳腺组织对雌激素的反应过强有关。

二、MRI 表现

纤维腺瘤的 MRI 表现与其组织成分有关。在 MRI 平扫 T_1WI 上,肿瘤多表现为低信号或中等信号,轮廓边界清晰,为圆形或卵圆形,大小不一。在 T_2WI 上,依肿瘤内细胞、纤维成分及水的含量不同而表现为不同的信号强度:纤维成分含量多的纤维性纤维腺瘤信号强度低;而水及细胞含量多的黏液性及腺性纤维腺瘤信号强度高。发生退化、细胞少、胶原纤维成分多者在 T_2WI 上呈较低信号。约 64% 的纤维腺瘤内可有由胶原纤维形成的分隔,分隔在 T_2WI 上表现为低或中等信号强度(图 5-8)。通常发生在年轻妇女的纤维腺瘤细胞成分较多,而老年妇女的纤维腺瘤则含纤维成分较多。

动态增强 MRI 扫描时,纤维腺瘤表现亦可各异,大多数表现为缓慢渐进性的均匀强化或由中心向外围扩散的离心样强化。少数者,如黏液性及腺性纤维腺瘤亦可呈快速显著强化,其强化类型有时难与乳腺癌鉴别,所以准确诊断除依据强化程度、时间-信号强度曲线类型外,还需结合病变形态学表现进行综合判断,必要时与 DWI 和 MRS 检查相结合,以减少误诊。

三、鉴别诊断

(一)乳腺癌

患者多有临床症状。病变形态多不规则,边缘呈蟹足状。MRI 动态增强检查时,信号强度趋于快速明显增高且快速减低,即时间-信号强度曲线呈流出型,强化方式由边缘向中心渗透,呈向心样强化趋势,主动脉夹层 C 值减低。少数纤维腺瘤

（如黏液性及腺性纤维腺瘤）亦可呈快速显著强化，其强化类型有时难与乳腺癌鉴别，需结合形态表现综合判断，必要时结合 DWI 和 MRS 信息，以减少误诊。

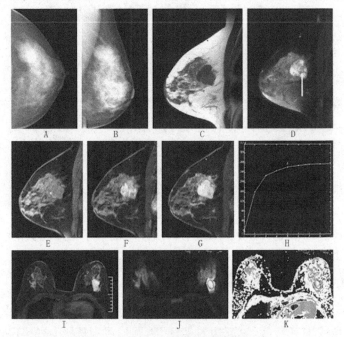

图 5-8　（左乳腺）纤维腺瘤伴黏液变性

A.左乳 X 线头尾位片；B.左乳 X 线内外侧斜位片，显示左乳外上方存在分叶状肿物，密度比正常腺体密度稍高，肿物部分边缘模糊，小部分边缘可见低密度透亮环；C.左乳 MRI 平扫矢状面 T_1WI；D.左乳 MRI 平扫矢状面脂肪抑制 T_2WI，显示左乳外上方存在分叶状肿物，内部信号不均匀，T_1WI 呈较低信号且其内可见小灶性高信号，T_2WI 呈混杂较高信号且其内可见多发低信号分隔（白箭），边界清楚；E、F、G.分别为 MRI 平扫和动态增强后 1、8 分钟；H.动态增强后病变区时间-信号强度曲线图；I.增强后延迟时相横轴面，显示动态增强后病变呈不均匀渐进性强化，时间-信号强度曲线呈渐增型；J.DWI 图；K.主动脉夹层 C 图，于 DWI 上病变呈高信号，主动脉夹层 C 值无降低（肿物主动脉夹层 C 值为 $1.9 \times 10^{-3}\,mm^2/s$，正常乳腺组织主动脉夹层 C 值为 $2.0 \times 10^{-3}\,mm^2/s$）

（二）乳腺脂肪瘤

脂肪瘤表现为脂肪信号特点，在 MRI 平扫 T_1WI 和 T_2WI 上均呈高信号，在脂肪抑制序列上呈低信号。其内常有纤细的纤维分隔，而无正常的导管、腺体和血管结构。周围有较纤细而致密的包膜。

（三）乳腺错构瘤

乳腺错构瘤为由正常乳腺组织异常排列组合而形成的一种瘤样病变。病变主要由脂肪组织（可占病变的 80%）构成，混杂不同比例的腺体和纤维组织。影像特征为肿瘤呈混杂密度或信号,具有明确的边界。

（四）乳腺积乳囊肿

乳腺积乳囊肿比较少见,是由于泌乳期一支或多支乳导管发生阻塞、乳汁淤积形成,常发生在哺乳期或哺乳期后的妇女。根据形成的时间及内容物成分不同,MRI表现亦不同：病变内水分含量较多时,积乳囊肿可呈典型液体信号,即在 T_1WI 上呈低信号,在 T_2WI 上呈高信号；如脂肪、蛋白或脂质含量较高,积乳囊肿在 T_1WI 和 T_2WI 上均呈明显高信号,在脂肪抑制序列表现为低信号或仍呈较高信号；如病变内脂肪组织和水含量接近,在反相位 MRI 上可见病变信号明显减低。在增强 MRI 上,囊壁可有轻至中度强化。临床病史也很重要,肿物多与哺乳有关。

第六节　乳腺大导管乳头状瘤

一、临床表现与病理特征

乳腺大导管乳头状瘤是发生于乳晕区大导管的良性肿瘤,乳腺导管上皮增生突入导管内并呈乳头样生长,因而称其为乳头状瘤。常为单发,少数也可同时累及几支大导管。本病常见于经产妇,以 40～50 岁多见。发病与雌激素过度刺激有关。乳腺导管造影是诊断导管内乳头状瘤的重要检查方法。主要临床症状为乳头溢液,可为自发性或挤压后出现,溢液性质可为浆液性或血性。约 2/3 的患者可触及肿块,多位于乳晕附近或乳房中部,挤压肿块常可导致乳头溢液。

在大体病理上,病变大导管明显扩张,内含淡黄色或棕褐色液体,肿瘤起源于乳导管上皮,腔内壁有数量不等的乳头状物突向腔内。乳头一般直径为数毫米,＞1 cm者较少,偶有直径达2.5 cm者。乳头的蒂可粗可细,当乳头状瘤所在扩张导管的两端闭塞,形成明显的囊肿时,即称为囊内乳头状瘤或乳头状囊腺瘤。

二、MRI 表现

MRI 检查不是乳头溢液的首选检查方法。乳头状瘤在 MRI 平扫 T_1WI 上多呈低或中等信号,T_2WI 上呈较高信号,边界规则,发生部位多在乳腺大导管处。增强扫描时纤维成分多、硬化性的乳头状瘤无明显强化,而细胞成分多、非硬化性的乳头状瘤可有明显强化,时间-信号强度曲线亦可呈流出型,而类似于恶性肿瘤的强化方式(图 5-9)。因此,单纯依靠增强后曲线类型有时难与乳腺癌鉴别。重 T_2WI 可使扩张积液的导管显影,所见类似乳腺导管造影。

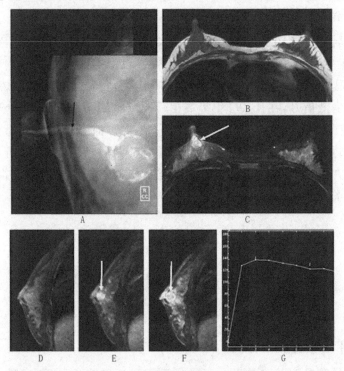

图 5-9　右乳腺大导管乳头状瘤

A.右乳导管造影局部放大片,显示乳头下大导管扩张,管腔内可见一个 0.8 cm ×1.0 cm 充盈缺损,充盈缺损区边缘和内部可见对比剂涂布,充盈缺损以远导管未见 显影,扩张大导管腔内多发小的低密度影为气泡(黑箭头);B.MRI 平扫横断面 T_1WI; C.MRI 平扫横断面脂肪抑制 T_2WI,显示右乳头后方存在类圆形边界清楚肿物,T_1WI 呈中等信号,T_2WI 呈较高信号(白箭头),内部信号欠均匀;D、E、F.分别为 MRI 平扫 和动态增强后 1、8 分钟(白箭头);G.动态增强后病变时间-信号强度曲线图,显示动态 增强后病变呈明显不均匀强化,时间-信号强度曲线呈流出型,于延迟时相病变边缘强 化较明显

三、鉴别诊断

(1)典型者根据临床表现(乳头溢液)、病变部位及乳腺导管造影的特征性表 现,与其他良性肿瘤鉴别不难。

(2)本病的 MRI 形态学和 DWI 信号多呈良性特征,但动态增强后时间-信 号强度曲线有时呈流出型,与恶性病变相似。故单纯依靠曲线类型鉴别良、恶性 较为困难,需综合分析形态学和 DWI 表现。

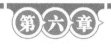

心血管疾病的超声诊断

第一节　心包炎和心包积液

心包炎与心包积液关系密切,心包积液是心包炎症最重要的表现之一,但并非所有心包炎均有心包积液,少数仅有少量炎性渗出物。反之,心包积液不一定是炎症性,还有非炎症性。心包炎一般分为急性、慢性心包炎及缩窄性心包炎。心包积液按性质一般分为漏出液性、渗出液性、脓性、乳糜性、血性等。

一、病理解剖

急性心包炎心包呈急性炎症性病理改变,包括炎性细胞浸润、局部血管扩张、纤维素沉积等。受累心包常有纤维蛋白渗出、纤维素沉积等多种渗出物,表现为心包积液等各种形式。心包炎反复发作,病程较长为慢性心包炎,容易发展为缩窄性心包炎,主要表现为心包增厚、粘连、纤维化和钙化等。部分心包腔消失,壁层及脏层融合或广泛粘连。

二、血流动力学

急性心包炎没有心包积液时,对血流动力学无明显影响,随着心包积液量增多,心包腔内压力升高,渐渐地对血流动力学产生影响,主要表现为心房、心室舒张受限,舒张末期压力增高,心室充盈不足,心排血量减少。短时间内出现较多心包积液可引起心脏压塞,发生急性心功能衰竭。缩窄性心包炎也主要影响心脏舒张功能,心腔充盈受限,导致慢性心功能衰竭。

三、诊断要点

(一)定性诊断

1.二维超声心动图

缩窄性心包炎可见心包增厚,尤其以房室瓣环部位为显著,双心房扩大,双心室腔相对缩小,吸气时室间隔舒张早期短暂向左心室侧异常运动。超声只能间接反映积液性质,如心包腔内的纤维条索、血块、肿瘤和钙盐沉着等。化脓性和非化脓性心包积液均可见到纤维条索;手术及外伤后,血性心包积液内可见血块;恶性肿瘤时,心包腔内有时可见到转移性病灶,常附着于心外膜表面(图 6-1)。

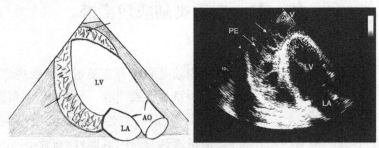

图 6-1　左心室流入流出道切面显示心包积液合并纤维索形成

LA 左心房;LV 左心室;AO 主动脉;PE 心包积液

2.彩色多普勒超声心动图

急性心包炎及少量心包积液一般对血流动力学不产生影响。较大量心包积液及缩窄性心包炎时,房室瓣口血流速度可增快。吸气时右侧房室瓣口血流增加更明显。

3.频谱多普勒超声心动图

较大量心包积液可疑心脏压塞及缩窄性心包炎时,频谱多普勒可探及较特别的血流频谱:左心房室瓣口舒张早期前向血流速度明显增高、EF 斜率快速降低、舒张晚期充盈血流明显减少,形成 E 峰高尖而 A 峰低平、E/A 比值明显增大。吸气时左心房室瓣口舒张早期血流峰值速度可减低。

(二)定量诊断

1.微量心包积液(<50.0 mL)

心包腔无回声区宽为 2.0～3.0 mm,局限于房室沟附近的左心室后下壁区域(图 6-2)。

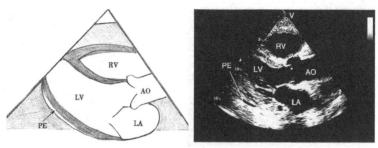

图 6-2　左心室长轴切面显示左心室后方微量心包积液

LA 左心房；RV 右心室；LV 右心室；AO 主动脉；PE 心包积液

2.少量心包积液(50.0～100.0 mL)

心包腔无回声区宽为 3.0～5.0 mm,局限于左心室后下壁区域(图 6-3)。

3.中量心包积液(100.0～300.0 mL)

心包腔无回声区宽为 5.0～10.0 mm,主要局限于左心室后下壁区域,可存在于心尖区和前侧壁,左心房后方一般无积液征(图 6-4)。

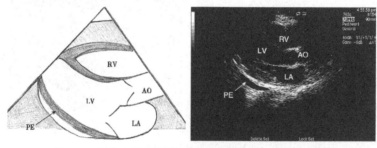

图 6-3　左心室长轴切面显示左心室后方少量心包积液

LA 左心房；RV 右心室；LV 右心室；AO 主动脉；PE 心包积液

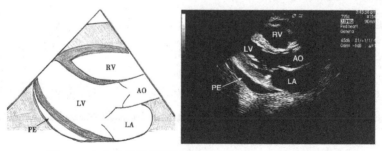

图 6-4　左心室长轴切面显示左心室后方中等量心包积液

LA 左心房；RV 右心室；LV 右心室；AO 主动脉；PE 心包积液

4.大量心包积液(300.0～1 000.0 mL)

心包腔无回声区宽为 10.0～20.0 mm,包绕整个心脏,可出现心脏摆动征(图 6-5)。

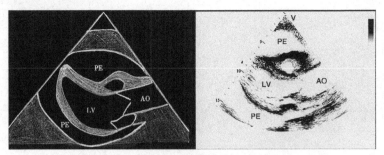

图 6-5 左心室短轴切面显示心包大量积液

LV 右心室；AO 主动脉；PE 心包积液

5.极大量心包积液(1 000.0～4 000.0 mL)

心包腔无回声区宽为 20.0～60.0 mm,后外侧壁和心尖区无回声区最宽,出现明显心脏摆动征(图 6-6)。

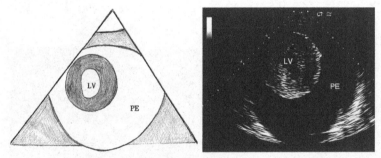

图 6-6 左心室短轴切面显示左心室周边心包极大量积液

LV 右心室；PE 心包积液

四、诊断注意点

(1)正常健康人的心包液体＜50.0 mL,不应视为异常。另外小儿心前区胸腺及老年人和肥胖者心外膜脂肪,在超声心动图上表现为低无回声区,应避免误诊为心包积液。

(2)大量心包积液或急性少量心包积液伴呼吸困难时,应注意有无心脏压塞征象,如右心室舒张早期塌陷、心房塌陷、吸气时右侧房室瓣血流速度异常增高等。

(3)急性血性心包积液时,应注意有无外伤性心脏破裂、主动脉夹层破入心包情况,彩色多普勒有助于诊断。

(4)超声引导心包积液穿刺已广泛应用于临床,应注意选择最适宜的穿刺途径及进针深度。

五、鉴别诊断

(一)限制型心肌病

限制型心肌病的病理生理表现类似缩窄性心包炎,双心房扩大,心室舒张受限。但限制型心肌病的心内膜心肌回声增强,无心包增厚及回声增强。

(二)胸腔积液

胸腔积液与极大量心包积液较容易混淆,仔细观察无回声暗区有无不张肺叶或高回声带是否为心包,有助于鉴别。

第二节　心 肌 梗 死

有实验研究证实急性阻断冠状动脉后 30 分钟,心肌坏死,并由心内膜向心外膜发展,4～6 小时后形成室壁全层透壁性坏死。

一、病理解剖

发生心肌梗死后心肌组织的变化有一定的规律性:第一周心肌凝固性坏死,伴白细胞浸润、间质充血出血及水肿。声像图显示该处心肌回声明显减低;第二周坏死的肌纤维逐渐被吞噬细胞所吞噬,周边肉芽组织形成,坏死区回声增强与非梗死区接近,心室壁变薄;第三至六周肉芽组织增多,并出现胶原纤维。声像图显示梗死区室壁回声明显增高,与非梗死区对比鲜明。

二、诊断要点

(一)左心室急性心肌梗死

1.二维超声心动图

第一周梗死节段室壁无明显变薄,回声减低。第二周之后梗死节段收缩期室壁变薄、回声增强。部分患者可见室壁瘤形成(图 6-7)。

2.M 型超声心动图

梗死节段室壁运动异常,表现为运动减弱、无运动或反常运动。未受累节段代偿性收缩增强,收缩幅度增高和增厚率增加。心室泵功能减低,射血分数降低,表现为主动脉瓣及二尖瓣开放幅度减低(图 6-8)。

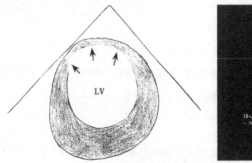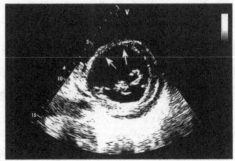

图 6-7　左心室短轴切面显示室间隔室壁变薄

LV 左心室

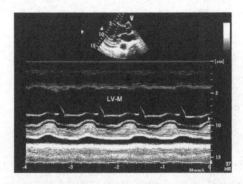

图 6-8　M 型超声心动图示前室间隔与后壁呈部分同向运动

(二)陈旧性心肌梗死

1.二维超声心动图

梗死节段室壁变薄伴回声明显增强,心内膜回声相应增强。

2.M 型超声心动图

梗死节段室壁不运动或明显运动减弱。心室泵功能减低,射血分数降低。

(三)右心室梗死

1.二维超声心动图

右心室扩大,右心室壁节段性室壁运动异常。

2.M 型超声心动图

右心室舒张末径/左心室舒张末径比值＞0.6,右心室舒张末径/体表面积≥18.0 mm/m²。

三、诊断注意点

（1）心尖的血液供应：3 支血管有交叉，心尖下壁可能由前降支或后降支供血，心尖侧壁可能由前降支的直角支或左旋支的分支供血。通常这 2 个重叠供血节段以左前降支占优势。

（2）室壁运动异常范围的判断：在冠脉阻断 2 小时内将高估梗死面积，48 小时后判断与梗死面积相关较好。

（3）心肌梗死相对的节段心肌未见代偿收缩增强应考虑多支血管病变。

（4）室壁运动计分指数有时可出现误判：如下壁无运动而前壁运动代偿性增强，可产生室壁运动计分指数正常的假象。

四、心肌梗死并发症

（一）真性室壁瘤

真性室壁瘤发生在透壁性梗死伴全层瘢痕形成的心肌节段，多见于前降支供血的心肌节段。超声表现有如下特点。

1.二维超声心动图

室壁瘤处室壁变薄，仅为正常壁厚的 $1/3 \sim 1/2$，回声增强，全心动周期均膨出；收缩期室壁瘤与正常室壁间有明显的交界点；瘤颈宽，瘤颈内径/瘤体最大内径比值为 $0.5 \sim 1.0$（图 6-9）。

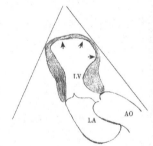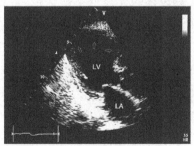

图 6-9 左心室长轴切面显示心尖室壁变薄，室壁瘤形成

LA 左心房；LV 左心室；AO 主动脉

2.M 型超声心动图

膨出部分的室壁运动消失或矛盾运动。除少数较小的室壁瘤外，常伴有左心功能明显损害，整体收缩功能多数下降，EF<40.0%。

3.彩色多普勒超声心动图

瘤内可见缓慢旋转的血流信号。

（二）假性室壁瘤

假性室壁瘤的形成是由于心室游离壁破裂后由局部心包与血栓包裹血液形成一个与左心室腔相交通的囊腔。超声表现有如下特点。

1.二维超声心动图

室壁连续性中断，于心腔外显示与心室腔相通的无回声腔，其壁为心包。瘤颈狭窄，瘤颈与最大瘤腔径比值<0.5。无回声腔内多有回声强弱不一的血栓。

2.彩色多普勒超声心动图

血流在破口处往返于心室腔与瘤腔之间。

（三）心室游离壁破裂

心脏破裂是严重的并发症，常发生于左旋支阻塞而致的后侧壁透壁性梗死。超声表现有如下特点。

1.二维超声心动图

室壁回声中断，破裂处局部搏动显著减弱或无运动，心包腔内有大量积液。

2.彩色多普勒超声心动图

彩色血流束由破裂口进入心包腔。

（四）室间隔穿孔

室间隔穿孔发生率占急性心肌梗死病例的 0.5%～1.0%，病死率高，约为54.0%。穿孔部位多位于室间隔心尖段，常伴随梗死伸展特征，亦常见于后室间隔。穿孔缺损直径自数毫米至数厘米不等，但通常直径<4.0 cm。多数穿孔为单个，少数可见多个穿孔。室间隔穿孔多伴随左心室前壁和下壁或右心室心肌梗死。超声表现有如下特点。

1.二维超声心动图

穿孔处室间隔回声中断，周围室壁变薄呈矛盾运动或无运动；穿孔处直径收缩期大于舒张期；左、右心室均扩大并伴左心室功能不全。

2.彩色多普勒超声心动图

收缩期花彩血流束经穿孔处由左心室进入右心室（图 6-10）。

3.频谱多普勒超声心动图

收缩期于穿孔处右心室侧可记录到高速分流频谱。

（五）乳头肌断裂

乳头肌断裂是一种少见的急性心肌梗死并发症，常在急性心肌梗死后的2～7天发生，可引起急性二尖瓣关闭不全、肺水肿和心源性休克。如不予治疗，预后较差,第一周病死率可达 80.0%。超声表现有如下特点。

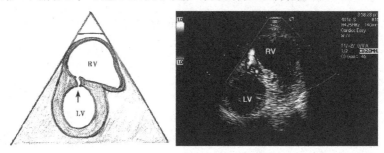

图 6-10 心尖非标切面显示后室间隔回声中断,彩色多普勒探及左向右分流

LV 左心室;RV 右心室

1.二维超声心动图

二尖瓣瓣叶呈"连枷样"活动。收缩期瓣叶进入左心房,舒张期又返回左心室。

2.彩色多普勒超声心动图

收缩期探及经二尖瓣口进入左心房的反流束,部分乳头肌断裂可有中度或重度反流,完全断裂则均为严重反流。

3.频谱多普勒超声心动图

频谱多普勒超声心动图于左心房内二尖瓣口处探及高速收缩期反向湍流频谱(图 6-11)。

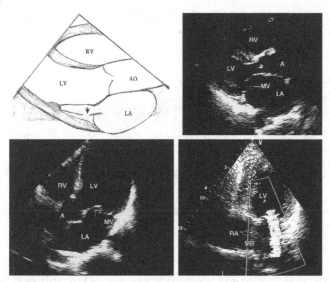

图 6-11 心肌梗死后二尖瓣后叶腱索断裂,收缩期左心房内探及大量二尖瓣反流信号

LA 左心房;RV 右心室;LV 左心室;AO 主动脉;MV 二尖瓣;MRI 二尖瓣反流

(六)心室附壁血栓

心室梗死区的附壁血栓最常见于心尖部或前壁急性心肌梗死患者,尤其是大面积透壁性梗死伴室壁瘤者,多发生在发病的 10 小时内。超声表现有如下特点。

1.二维超声心动图

绝大多数血栓附着于室壁运动异常节段处,以心尖部前壁、前间隔及前外侧壁多见。大部分血栓不活动,基底宽,形态不规则。极少数血栓有蒂并随心脏的运动而自由活动。

2.彩色多普勒超声心动图

彩色多普勒超声心动图可发现血栓部位局部血流充盈缺损(图 6-12)。

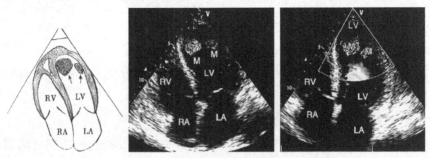

图 6-12 心肌梗死后心尖部探及高回声附壁血栓

LA 左心房;RV 右心室;LV 左心室;RA 右心房;M 血栓

第三节 主动脉瓣疾病

主动脉瓣疾病主要包括主动脉瓣狭窄和关闭不全及主动脉瓣脱垂,可以是先天性,也可是后天性的。超声检查时均有特征表现,对临床诊断上具有重要价值,现分别论述如下。

一、主动脉瓣狭窄

主动脉瓣狭窄有先天性和后天性两大类。后天性主动脉瓣狭窄可由多种病因所致,虽然风湿性心脏病在我国仍是后天性主动脉瓣狭窄的常见病因,但近年来,主动脉瓣退行性病变所致的狭窄有明显上升趋势。在欧美国家,二叶式主动脉瓣并钙化是主动脉瓣狭窄的最常见原因,此类患者约占主动脉瓣狭窄置换术患者的 50%。

(一)病理解剖与血流动力学改变

后天性者多为风湿性心脏病所致。由于炎性细胞浸润,纤维增生,钙质沉积,主动脉瓣的正常解剖结构被破坏,瓣叶增厚,钙化和畸形,钙化在瓣叶边缘最为明显,瓣叶结合部融合,形成主动脉瓣狭窄。瓣叶的钙化与畸形使收缩期瓣叶对合部存在明显缝隙,形成程度不等的关闭不全。多在青年和成年即出现症状与体征。后天性的另一原因为主动脉瓣纤维化、钙化等退行性病变,形成的主动脉瓣轻至中度狭窄。钙化主要发生在瓣叶根部及瓣环处,钙化的程度是患者预后的一个预测指标。

先天性者主要为二瓣式主动脉瓣,约 80% 的患者是右、左冠瓣融合,主动脉瓣呈现为一个大的前瓣与一个较小的后瓣,且左、右冠状动脉均起自前窦。约 20% 为右冠瓣与无冠瓣融合,形成一个较大的右冠瓣与一个较小的左冠瓣,左、右冠状动脉起自左、右冠窦。左冠瓣与无冠瓣融合罕见。出生时二瓣式主动脉瓣常无明显狭窄;儿童至青年时期二叶式瓣叶形成瓣口狭窄,但瓣叶一般无明显钙化;中老年期狭窄的二叶主动脉瓣则有明显钙化。由于瓣叶畸形,出生后开闭活动可致瓣叶受损、纤维化及钙化,最终形成狭窄。二叶瓣钙化是成人与老年人单发主动脉瓣狭窄的常见病因。青少年时期钙化发展较慢,中老年期进展迅速,并多伴有主动脉瓣关闭不全。

正常主动脉瓣口面积约为 $3\ cm^2$,因病理过程致瓣口面积轻度减小时,过瓣血流量仍可维持正常,瓣口两端压差升高不明显。此时只有解剖结构上的狭窄,而无血流动力学上的梗阻。当瓣口面积减少 1/2 时,瓣口两端压差明显上升,左心室收缩压代偿性升高。当减少至正常面积的 1/4 时,瓣口两端压差与左心室收缩压进一步上升,心肌代偿性肥厚。主动脉瓣狭窄初期,虽已有左心室压力负荷增加,但患者仍可无临床症状;一旦症状出现,往往提示主动脉瓣口面积已缩小到正常的 1/4 以下。主要症状有呼吸困难、心绞痛、晕厥甚至休克。

(二)超声心动图表现

1.M 型超声心动图

风湿性主动脉瓣狭窄患者,心底波群显示主动脉瓣活动曲线失去正常的"六边形盒状"结构,主动脉瓣反射增强,开放幅度明显减小,常<1.5 mm。狭窄程

度重时,主动脉瓣几乎没有运动,瓣膜图像呈分布不均的片状反射。对二瓣化主动脉瓣狭窄患者,由于瓣膜开口呈偏心改变,心底波群上呈主动脉瓣关闭线偏于主动脉腔一侧。此外 M 型超声心动图上主动脉壁活动曲线的柔顺性减低,曲线僵硬。V 峰低平,V′峰不清,有时几乎平直。同时,左心室因压力负荷加重,室间隔和左心室后壁增厚,多在 13 mm 以上。

2.二维超声心动图

(1)左心长轴切面:如为先天性单叶主动脉瓣,由于单叶瓣开口常偏向一侧,长轴切面显示为一个连续的膜状回声,变换声束方向,见其开口贴近主动脉前壁或后壁;如为二叶瓣,可见一大一小的 2 条线状回声的瓣叶,开口偏心,收缩期瓣叶回声呈帐篷状(图 6-13)。老年性钙化者,见瓣环及瓣叶根部回声增强,活动僵硬,严重者可累及瓣体与瓣尖部。风湿性病变者,见瓣叶有不同程度的增厚,回声增强,主动脉瓣变形、僵硬,开口幅度明显减小(图 6-14)。在左心长轴切面上,除显示瓣叶本身的病变外,还可见主动脉内径呈狭窄后扩张。早期左心室不大,室间隔与左心室后壁呈向心性增厚,其厚度>13 mm,在病变晚期,左心室亦可增大。

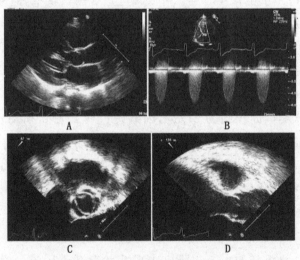

图 6-13　主动脉瓣二瓣化畸形并狭窄

A.左心长轴切面显示收缩期主动脉瓣叶开放时不能贴壁,开口间距减小;B.主动脉瓣口的高速血流频谱信号;C.经食管超声心动图于主动脉根部短轴显示主动脉瓣为二瓣化畸形;D.长轴方向显示主动脉瓣开口

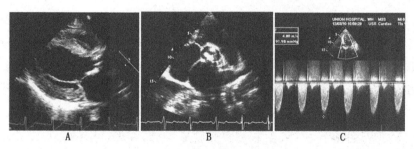

图 6-14　风湿性主动脉瓣狭窄

A.左心长轴切面见主动脉瓣增厚,回声增强,收缩期开口间距减小;B.心底短轴
切面见主动脉瓣收缩期开口面积减小;C.心尖五腔心切面显示收缩期主动脉瓣
口的高速血流频谱多普勒信号

(2)心底短轴切面:单叶瓣呈片状的膜状回声,无多叶瓣的结合部回声,偏向
主动脉壁侧有一个狭窄开口,开口边缘回声增强。二叶瓣时,多数情况下表现为
一叶瓣发育不良,而另外两叶瓣在结合部融合,形成一个大瓣。该切面上见收缩
期开放时瓣口呈椭圆形,与瓣环间只有 2 个瓣叶结合部。较大瓣叶常保留瓣叶
融合形成的界嵴,易被认为瓣叶间的结合部而漏诊二瓣化主动脉瓣。老年性钙
化者,则见瓣叶根部或整个瓣叶回声增强,活动僵硬,但一般狭窄程度较轻。风
湿性病变者,可见 3 个不同程度增厚的主动脉瓣叶,舒张期关闭时失去正常的
"Y"字形态,开口面积变小,变形,呈不对称性的梅花状,主动脉的横断面积可变
形,边缘可不规则。

(3)四心腔切面:除见室间隔、左心室壁增厚之外,右心房、右心室无增大。

3.三维超声心动图

三维超声成像在获取二维数据的过程中,应将扫查切面的中心轴对准主动
脉瓣结构,获取锥体数据库。在主动脉瓣上或瓣下位置,取与主动脉瓣平行的方
位进行成像,可充分显示主动脉瓣三瓣叶的整体形态。主动脉瓣狭窄患者,可见
主动脉瓣增厚,瓣叶边缘粗糙,狭窄主动脉瓣口的全貌显示十分清楚。三维超声
心动图不但可直观简便地对主动脉瓣狭窄作出定性诊断,而且还可对狭窄的瓣
口进行更为准确的定量评估。

4.经食管超声心动图

将多平面经食管超声探头前端置于食管中段,运用相控阵声束控制装置,调
整声束至 30°～60°,可清楚显示主动脉瓣口的短轴切面,进一步旋转至 110°～
130°,则可显示主动脉瓣口和左心室流出道的长轴切面。上述方位的长轴与短
轴切面,是食管超声心动图评价主动脉瓣病变最重要的切面。操作中,先运用二

维成像观察瓣叶的数量、大小、厚度、活动度及升主动脉和左心室流出道的解剖结构，再用彩色多普勒显示主动脉瓣口的收缩期射流束。不同病变的主动脉瓣狭窄，其瓣叶超声图像特征类似于经胸检查，但经食管扫查图像更为清晰，对病变的判断更为准确。

5.彩色多普勒

(1)M 型彩色多普勒：M 型彩色多普勒成像时，可见变窄的盒形结构内充满五彩镶嵌的血流信号。由于 M 型超声心动图成像扫描线频率极高，对射流束的色彩变化显示更为敏感，对射流束的时相分析极有价值。

(2)二维彩色多普勒血流成像：主动脉瓣狭窄时，左心室流出道的血流在主动脉瓣口近端加速形成五彩镶嵌的射流束。射流束的宽度与狭窄程度成反比，即狭窄程度越重，射流束越细。射流束进入升主动脉后逐渐增宽，呈喷泉状。

6.频谱多普勒

(1)脉冲型频谱多普勒：主动脉瓣狭窄时，血流在狭窄的主动脉瓣口加速，其速度超过脉冲多普勒的测量范围，将取样容积置于主动脉瓣口或主动脉根部，可记录到双向充填的方形血流频谱。

(2)连续型频谱多普勒：连续型频谱多普勒于狭窄的主动脉瓣口可记录到收缩期高速射流频谱，依此可对主动脉瓣狭窄进行定量评估。

7.主动脉瓣狭窄定量评估

(1)跨瓣血流速度：运用连续型频谱多普勒测量跨狭窄瓣口的前向血流速度，必须在多个声窗扫查，以求测得最大流速。最大血流速度常可于心尖、高位肋间、右侧胸骨旁等声窗扫查到，偶尔也在剑突下与胸骨上窝等部位扫查。由于跨瓣高速血流束的三维空间走向复杂、多变，为了保证扫查声束与血流方向的平行，仔细、认真检查与熟练的操作手法对获取最大流速十分重要。主动脉瓣的跨瓣血流速度定义为在多个声窗扫查中所获取的最大速度。其他所有的低值不能用于报告分析中，超声报告应注明最大血流所测取的声窗部位与切面。如果声束与血流的夹角<5%，则测值低估真实高速血流的程度可控制在 5% 以内。要小心使用角度校正键，如使用不当，则导致更大的误差。跨瓣血流速度越高，在一定程度上反映狭窄程度越重。

(2)跨瓣压差：跨瓣压差是指收缩期左心室腔与主动脉腔的压力差。测量指标包括最大瞬时压差与平均压差。尽管平均压差与最大瞬时压差的总体相关性好，但二者间的相互关系主要依赖于频谱的形态，而频谱形态则随狭窄程度与流速不同而改变。平均压差较最大瞬时压差能更好地评估主动脉瓣的狭窄程度。

最大瞬时压差:是指收缩期主动脉瓣口两侧压力阶差的最大值。最大瞬时压差点相当于主动脉瓣口射流的峰值速度点,将速度峰值代入简化的 Bernoulli 方程,即可求出最大瞬时压差。此法测量简便、实用,局限性是只能反映收缩期峰值点的压差,不能反映整个心动周期内主动脉瓣口两端压差的动态变化。最大瞬时压差受多种因素影响,与狭窄的瓣口面积之间并无直线相关关系,故不能准确反映狭窄程度。

平均压差:是指主动脉瓣口两侧所有瞬时压差的平均值,为准确反映瓣口两端压力变化的敏感指标。现代超声仪器上设置有平均压差计算软件,测量时只需用电子游标勾画出主动脉瓣口血流频谱的轮廓,仪器显示屏上即自动报出最大瞬时速度、平均速度、最大瞬时压差、平均压差等指标。值得指出的是,平均速度是通过对各瞬时速度进行积分计算得出,而不是通过平均速度计算而得。

主动脉瓣口面积:瓣口面积是判断主动脉瓣病变程度的重要依据。多普勒所测的瓣口速度与压差取决于瓣口血流。对一定的瓣口面积,瓣口的血流速度与压差随血流流速增加而增加。基于连续方程原理,在无分流及反流的情况下,流经左心室流出道与狭窄主动脉瓣口的每搏量相等。设 AVA 为主动脉瓣口面积,CSALVOT 为主动脉瓣下左心室流出道横截面积,VTIAV 为收缩期通过主动脉瓣口血流速度积分,VTILVOT 为通过主动脉瓣下左心室流出道的血流速度积分,依据连续方程的原理可推导出如下计算公式:

$$AVA \times VTI_{AV} = CSA_{LVOT} \times VTI_{LVOT}$$

由此可以推导:

$$AVA = CSA_{LVOT} \times VTI_{LVOT} / VTI_{AV}$$

运用连续方程计算狭窄主动脉瓣口面积,需进行 3 种测量:①连续型频谱多普勒测量狭窄瓣口的血流速度。②2D 超声测量主动脉瓣下左心室流出道直径(D),计算其横截面积[$CSALVOT = \pi (D/2)^2$]。③脉冲型频谱多普勒测量左心室流出道血流速度积分。

在自然主动脉瓣狭窄的情况下,左心室流出道与主动脉血流速度曲线形态相似,上述连续方程可简化为 $AVA = CSA_{LVOT} \times V_{LVOT} / V_{AV}$,$V_{LVOT}$ 与 V_{AV} 分别为左心室流出道与主动脉瓣口的血流速度。

速度比率:为了减少上述连续方程中左心室流出道内径测量的误差,可将上述简化连续方程中 CSA_{LVOT} 移除,仅计算左心室流出道与主动脉瓣口的血流速度比值,其反映的是狭窄主动脉瓣口面积占左心室流出道横截面积的比率。

瓣口面积切面测量:在多普勒信号获取不理想的情况下,可通过经胸或经食管的二维或三维图像,直接测量瓣口的解剖面积。但当瓣口存在钙化时,直接切面测量的结果往往误差较大。

根据左心室-主动脉间收缩期跨瓣压差、收缩期主动脉瓣口血流速度及主动脉瓣面积等,可将主动脉瓣狭窄分为轻、中、重 3 度。

(三)鉴别诊断

本病主要应和瓣上、瓣下的先天性狭窄相鉴别。二维超声可显示瓣上或瓣下的异常结构如纤维隔膜、纤维肌性增生性狭窄等。频谱多普勒和彩色多普勒检测狭窄性射流的最大流速的位置,也有助于鉴别诊断。

二、主动脉瓣关闭不全

(一)病理解剖与血流动力学改变

主动脉瓣关闭不全的病因可大致分为 2 类:一类为瓣膜本身的病变;另一类为主动脉根部病变。瓣膜病变中,风湿性心脏瓣膜病是最常见病因。其次为感染性心内膜炎、先天性主动脉瓣畸形、主动脉瓣黏液性变、主动脉瓣退行性病变及结缔组织疾病。在主动脉根部病变中,主动脉窦瘤破裂、主动脉夹层和马方综合征是较常见的病因,其次为类风湿关节炎、长期高血压病、主动脉创伤等。临床表现上有急性、亚急性、慢性主动脉瓣关闭不全。

主动脉瓣关闭不全的主要血流动力学改变是左心室容量负荷增多。舒张期左心室将同时接受来自二尖瓣口的正常充盈血液和来自主动脉瓣口的异常反流血液,形成血流动力学意义上的左心室双入口。随着病情发展,左心室舒张期容量过重,左心室舒张末压明显升高,出现心排血量减少等心功能不全改变。左心房及肺静脉压力明显升高,可发生肺水肿。晚期少数患者可出现左心房压的逆向传导产生右心衰竭。

(二)超声心动图表现

1.M 型超声心动图

(1)主动脉瓣改变:单纯主动脉瓣关闭不全患者,主动脉瓣开放速度增快,开放幅度可能增大。如合并有狭窄,开放幅度减小。另外,有时可见主动脉瓣关闭线呈双线和扑动现象。

(2)二尖瓣前叶改变:主动脉瓣病变特别是以主动脉瓣右冠瓣病变为主时,常产生方向为对向二尖瓣前叶的偏心性反流。反流血液的冲击使二尖瓣前叶产生快速扑动波(30~40 次/秒)。扑动的发生率约为 84%。

在严重主动脉瓣反流时,左心室舒张压迅速升高,使左心室压力提前高于左心房压,故在二尖瓣曲线出现二尖瓣提前关闭。

2.二维超声心动图

主动脉瓣关闭不全时,二维超声心动图对观察瓣叶的解剖结构病变、主动脉扩张与程度及左心室结构改变能提供重要的信息。一般来说,主动脉瓣轻度反流时,主动脉瓣病变与主动脉腔扩张较轻,左心室腔没有明显的重构。慢性严重的主动脉瓣反流时,其主动脉瓣结构严重损害,主动脉根部明显扩张,左心室前负荷增加,腔室明显增大。明显主动脉反流时,左心室腔的大小与功能可提示发生病变的时间长短,并为制定治疗方案、选择手术时机提供重要信息。

(1)左心长轴切面:单纯性主动脉瓣关闭不全患者,心搏出量增多,主动脉增宽,搏动明显。舒张期主动脉瓣关闭时瓣膜闭合处可见裂隙。风湿性主动脉瓣关闭不全合并狭窄者,瓣膜增厚,回声增强,瓣口开放幅度减小,右冠瓣与无冠瓣对合不良(图6-15)。二叶式畸形者,瓣叶开口偏心,瓣膜对合错位。感染性心内膜炎瓣叶穿孔者,部分可见瓣膜回声中断及赘生物回声(图 6-16)。主动脉根部夹层者,主动脉腔内见剥离内膜的飘带样回声。左心室腔明显增大,室壁活动增强,晚期失代偿时室壁活动减弱。

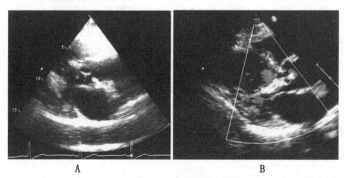

图 6-15　主动脉瓣中度关闭不全

A.主动脉瓣叶舒张期对合不良;B.彩色多普勒显示中度主动脉瓣反流
信号,反流束对向二尖瓣前叶。由于主动脉瓣反流血流冲击,二尖瓣短
轴切面上见二尖瓣前叶舒张期不能充分开放

(2)心底短轴切面:可显示三瓣叶活动。风湿性主动脉瓣关闭不全者,瓣叶边缘增厚变形,闭合线失去正常的“Y”字形态。严重关闭不全时可见闭合处存在明显的缝隙(图6-17)。病变往往累及 3 个瓣叶,亦可以一个和(或)两个瓣叶的病变为主。二叶式主动脉瓣则呈两瓣叶活动。

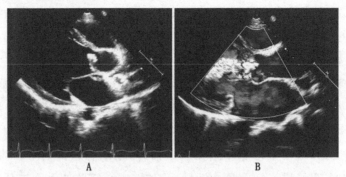

图 6-16　主动脉瓣赘生物形成并重度关闭不全

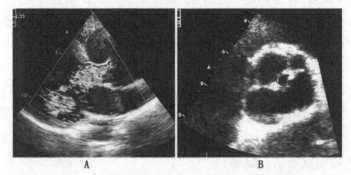

图 6-17　主动脉扩张并主动脉瓣重度关闭不全

A.主动脉明显扩张,左心室流出道见主动脉瓣重度反流信号;B.主动脉

根部短轴切面显示主动脉瓣三瓣叶舒张期对合处见明显缝隙

（3）二尖瓣水平短轴切面：主动脉瓣反流束朝向二尖瓣前叶时,舒张期因反流血液冲击二尖瓣前叶,限制了二尖瓣前叶的开放。二尖瓣短轴切面上,二尖瓣前叶内陷,内陷多位于二尖瓣前叶的中间部分,使二尖瓣短轴观舒张期呈"半月形"改变。

（4）四心腔切面：左心室扩大,室间隔活动增强并向右心室偏移。早期右心房、右心室无明显改变。

3.三维超声心动图

主动脉瓣关闭不全时,三维超声心动图不但可以显示瓣叶边缘增厚变形的立体形态外,还可显示病变累及瓣体的范围与程度。可从多个角度纵向或者横向剖切主动脉瓣的三维图像数据,显示病变主动脉瓣叶及其与主动脉窦、主动脉壁及左心室流出道的立体位置关系。

4.经食管超声心动图

由于主动脉瓣位置靠近胸壁,经胸超声心动图即可清楚显示主动脉瓣的病变,很少另需经食管超声心动图检查。

对肥胖、肋间隙狭窄及肺气过多等患者,经胸超声检查常不能清晰地显示主动脉瓣结构及判断有无反流,经食管可获取高质量的图像,清楚地显示瓣叶的结构病变。检查方法和观察切面与主动脉瓣狭窄时经食管超声检查类似,首先运用二维图像显示左心室流出道、主动脉瓣环和瓣叶、主动脉窦和升主动脉的解剖结构,再采用彩色多普勒成像显示主动脉瓣反流束的起源、大小、方向和分布。角度恰当时,可清楚地显示反流束的血流会聚区。经食管超声心动图检查中声束很难与反流束方向相平行,多普勒超声难以准确测量真正的反流速度。

5.彩色多普勒

彩色多普勒可直接显示出舒张期过主动脉瓣的彩色反流束。彩色反流束由三部分组成:主动脉腔内的血流会聚区;彩色血流束经瓣口处的最窄内径;左心室腔内反流束的方向与大小。常规选用左心长轴切面、心尖左心长轴切面及五腔心切面进行观察,可见左心室流出道内出现舒张期反流信号。反流束起自主动脉瓣环,向左心室流出道内延伸。视反流程度不同,反流束的大小与形态有明显不同。多数病变情况下,主动脉瓣的三瓣叶同时受损,反流束朝向左心室流出道的中央;如病变主要累及右冠瓣,则反流束朝向二尖瓣前叶;如以左冠瓣或无冠瓣受损为主,反流束则朝向室间隔。在心底短轴切面上,二维彩色多普勒可更清楚地显示反流束于瓣叶闭合线上的起源位置,有的反流束起自三瓣对合处的中心,有的则起自相邻两瓣叶的对合处。如为瓣叶穿孔,则反流束起自瓣膜回声中断处。

通过测量反流束的长度、起始部宽度、反流束面积及反流束大小与左心室流出道大小的比例,可半定量估计主动脉瓣的反流程度。但必须注意,反流束大小受血流动力学因素(如压力阶差、运动等)和仪器设置(如增益、脉冲重复频率高低)等因素的影响。反流束长度并不是评价反流程度的理想指标。临床上较常用的是反流束近端直径与瓣下 1.0 cm 内左心室流出道直径之比,>65%则为重度反流,以及左心室流出道横截面上反流束横截面积与流出道横切面积之比,>60%为重度。值得注意的是,单一切面上的彩色多普勒反流束面积大小,并不能准确显示反流束的真正大小,特别是对偏心性的主动脉反流更是如此,需在多个切面上进行显示。测量彩色反流束过瓣部位最窄处径线,是临床上评价反流程度的一个常用、可靠的指标。

6.频谱多普勒

(1)脉冲型频谱多普勒:在胸骨上窝,将脉冲多普勒取样容积置于升主动脉内,正常人可记录到舒张期负向波。主动脉瓣关闭不全时,随着程度加重,负向波的速度与持续时间将增加。如负向波为全舒张期,则提示主动脉瓣关闭不全的程度至少是中度以上。将取样容积置于主动脉瓣下左心室流出道内,可记录到舒张期双向充填的方块形频谱。高重复频率的脉冲多普勒检查时,频谱常呈单向。频谱方向视取样容积与探头的位置关系而定。在左心长轴切面上常为负向频谱,而在心尖五腔图上则为正向。

(2)连续型频谱多普勒:常在心尖五腔切面上用连续多普勒检测主动脉瓣关闭不全的反流速度。因在此切面上,声束方向易与反流束方向平行。

反流速度下降斜率的测量:类似于二尖瓣狭窄患者,主动脉瓣反流时,压差减半时间与瓣口面积成反比,压差减半时间的长短可反映反流的严重程度。主动脉瓣反流的患者舒张期升主动脉与左心室间压差变化的过程,类似于二尖瓣狭窄时舒张期左心房与左心室之间压差变化的过程。轻度主动脉瓣反流患者,由于反流口面积较小,升主动脉和左心室在整个舒张期保持较高的压差,因此在反流频谱中反流速度的下降斜率较小,频谱形态呈梯形;反之,在重度主动脉瓣反流的患者,由于反流口面积较大,舒张期升主动脉的压力迅速下降而左心室压力迅速上升,两者的压差迅速减小,反流频谱中下降斜率较大,频谱形态呈三角形。但应用该方法时,必须考虑周围血管阻力和左心室舒张压的影响。

反流分数测量:其原理是收缩期通过主动脉瓣口的血流量代表了左心室的全部每搏输出量,而收缩期通过肺动脉瓣口或舒张期通过二尖瓣口的血流量代表了左心室的有效每搏输出量,全部每搏输出量与有效每搏输出量之差即为反流量,反流量与全部每搏输出量之比即为反流分数。反流分数为一个定量指标,其测量在临床上对病情随访和疗效评价具有重要价值。

一般认为,当主动脉瓣反流分数<20%时为轻度反流,20%~40%时为中度反流,40%~60%时为中重度反流,>60%时为重度反流。

左心室舒张末压测量:在主动脉瓣反流的患者,应用连续波多普勒技术可估测左心室舒张末压。假设升主动脉舒张压为 A,主动脉夹层为 P,左心室舒张末压为 LVDP,则升主动脉与左心室之间的舒张末期压差 ΔP 为:

$$\Delta P = A \ 主动脉夹层 \ P - LVDP$$

由上式可得:

$$LVDP = A \ 主动脉夹层 \ P - \Delta P$$

由上式可见,若已知升主动脉舒张末压和舒张末期升主动脉和左心室之间的压差,即可以计算出左心室舒张末压。由于肱动脉舒张压与升主动脉舒张压

较为接近,可近似地将肱动脉舒张压(B主动脉夹层P)看作是升主动脉舒张压,代入上式得:

$$LVDP = B 主动脉夹层 P - \Delta P$$

肱动脉舒张压可由袖带法测出,一般取 Korotkov 第五音,即肱动脉听诊音完全消失时的血压值作为肱动脉舒张压。在重度主动脉瓣反流的患者,出现第五音时的血压值可较低,此时可取第四音,即肱动脉听诊音突然减弱时的血压值作为肱动脉舒张压。舒张末期升主动脉与左心室间的压差可由连续多普勒测得。在反流频谱中测量相当于心电图 QRS 波起始点的舒张末期最大流速,并按照简化的 Bernoulli 方程将此点的最大流速转化为瞬时压差,这一压差即为舒张末期升主动脉与左心室之间的压差。

(三)鉴别诊断

1.生理性主动脉瓣反流

在部分正常人中,脉冲波和彩色多普勒检查均可发现主动脉瓣反流束的存在。但目前大多数学者认为,一部分正常人的确存在着所谓生理性主动脉瓣反流,其特点如下所示。①范围局限:反流束通常局限于主动脉瓣瓣下。②流速较低:反流束通常显示为单纯的色彩而非五彩镶嵌。③占时短暂:反流束通常只占据舒张早期。④切面超声图像上主动脉瓣的形态结构正常。据上述特点,可与病理性主动脉瓣反流相区别。

2.二尖瓣狭窄

二尖瓣狭窄时,在左心室内可探及舒张期高速湍流信号,湍流方向与主动脉瓣反流的方向相似,尤其当主动脉瓣反流束朝向二尖瓣同时二尖瓣狭窄的湍流束朝向室间隔时,两者易于混淆。其鉴别要点是:①多个切面扫查反流束的起源,可见主动脉瓣反流束起源于主动脉瓣口,而二尖瓣狭窄的湍流束起源于二尖瓣口。②二尖瓣狭窄的血流束起始于二尖瓣开放,而主动脉瓣反流束起始于主动脉瓣关闭,两者相隔一个等容舒张期;二尖瓣狭窄的湍流终止于二尖瓣关闭,主动脉瓣反流终止于主动脉瓣开放,两者相隔一等容收缩期。③二尖瓣狭窄的最大流速一般$\leqslant 3$ m/s,而主动脉瓣反流的最大流速一般> 4 m/s。④二尖瓣狭窄时,二尖瓣增厚,回声增强,开口面积减小;主动脉瓣关闭不全时,瓣叶边缘增厚,瓣叶对合处存在缝隙。

三、主动脉瓣脱垂

主动脉瓣脱垂是主动脉瓣关闭不全的一种特殊类型,是不同原因导致主动脉瓣改变,使主动脉瓣于舒张期脱入左心室流出道,超过了主动脉瓣附着点的连线,从而造成主动脉瓣关闭不全。

(一)病理解剖与血流动力学改变

与房室瓣不同,主动脉瓣无腱索支撑,其正常对合有赖于瓣叶本身结构的正常及其支撑结构的完整,瓣叶与支撑结构的病变均可导致主动脉瓣脱垂。Cater 等按病理变化将其分成4类:①Ⅰ类为主动脉瓣形态结构完整,但由于瓣叶内膜脆弱、损伤或先天性二叶主动脉瓣等病变,易于在舒张期脱垂;②Ⅱ类为瓣膜破裂,可由自发性瓣膜破裂或感染性心内膜炎引起,撕裂的瓣叶于舒张期脱垂向左心室流出道;③Ⅲ类为主动脉瓣根部与主动脉壁结合处支持组织丧失,如马方综合征、夹层动脉瘤和高位室间隔缺损等;④Ⅳ类表现为主动脉瓣粗大、冗长、松软、有皱褶。组织学检查可见左心室及主动脉瓣边缘有许多弹力纤维浸润,瓣膜结构疏松和纤维化,黏多糖增多和黏液样变性。

20%的主动脉瓣脱垂患者仅有瓣叶脱垂,瓣叶对合线移向左心室流出道,但瓣叶对合严密,无主动脉血液反流,患者无明显的临床症状与体征。而80%的主动脉瓣脱垂患者伴有主动脉瓣反流,程度可为轻度、中度、重度。伴有主动脉瓣反流时,主动脉瓣脱垂患者的血流动力学改变与临床表现类同于主动脉瓣关闭不全。

(二)超声心动图表现

1.M型超声心动图

心底波群上主动脉明显增宽,主波增高,主动脉瓣活动幅度增大。感染性心内膜炎患者,主动脉瓣上多有赘生物出现或主动脉瓣有破坏征象。主动脉瓣关闭线呈偏心位置,如脱垂的主动脉瓣呈"连枷样"运动,则在左心室流出道内E峰之前,可见脱垂的主动脉瓣反射。

二尖瓣波群上左心室扩大,室间隔活动增强。伴有主动脉瓣关闭不全时,反流血液冲击二尖瓣叶,二尖瓣前叶可出现舒张期扑动波。

2.二维超声心动图

(1)左心长轴切面:舒张期主动脉瓣呈"吊床样"凸入左心室流出道,超过了主动脉瓣根部附着点的连线以下,同时关闭线往往偏心,位于一侧。右冠瓣脱垂时,主动脉瓣闭线下移,接近主动脉后壁;而无冠瓣脱垂时,关闭线往往上移,接近主动脉前壁(图6-18)。主动脉瓣受损严重时,脱垂瓣叶可呈"连枷样"运动,活动幅度大,舒张期脱入左心室流出道,收缩时又返入主动脉腔,左心长轴切面上主动脉瓣2个瓣不能对合。

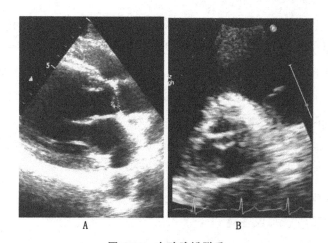

图 6-18　主动脉瓣脱垂

A.左心长轴切面箭头示主动脉瓣叶脱入左心室流出道；

B.主动脉根部短轴切面示主动脉瓣叶对合处有缝隙

　　主动脉瓣脱垂如伴关闭不全,主动脉可以增宽,活动幅度增大。马方综合征患者主动脉的增宽程度更明显。主动脉血流在舒张期反流,使左心室容量负荷过重,左心室扩大,左心室流出道增宽,室间隔活动增强。

　　(2)心底短轴切面:在此切面上见主动脉根部断面增宽,主动脉瓣活动幅度增大,关闭线变形。正常人呈"Y"形,主动脉瓣脱垂时,其关闭线失去正常的"Y"形,瓣膜不能完整闭合。

　　3.经食管超声心动图

　　大多数主动脉瓣脱垂患者,经胸壁超声心动图可清楚地显示脱垂的主动脉瓣叶及其程度。但肥胖、肋间隙过窄、肺气过多及胸廓畸形的患者,经胸检查不能清晰地显示主动脉瓣的形态及其活动,需行经食管超声检查。检查时,将多平面经食管探头插入食管中段,启动声束方向调节按钮,于 45°左右的方位获取主动脉瓣口短轴切面,于 120°的方位获取主动脉根部的长轴切面。在上述切面中,先采用二维切面观察主动脉瓣叶的形态结构及与主动脉瓣环的相对位置关系,再采用彩色多普勒成像观察有无主动脉瓣反流及反流束的起源、大小、方向与分布。于胃底左心室长轴切面采用连续多普勒测量主动脉瓣反流束频谱。

　　经食管超声二维切面显示时,舒张期可见一个或多个瓣叶的瓣体超过主动脉瓣的水平,脱向左心室流出道。病变为瓣膜的黏液样变性,则主动脉瓣显示为松软过长或出现皱褶,易被误认为是赘生物,此时变换扫描角度则可清晰地显示。马方综合征患者,主动脉呈梭形增宽形成升主动脉瘤,如有主动脉根部夹层形成,剥离的内膜连同主动脉瓣可一同脱向左心室流出道。感染性心内膜炎主动脉瓣损害严重的患者,脱垂的主动脉瓣叶可呈"连枷样"运动。高位较大室间隔缺损,多伴有右冠瓣脱垂,脱垂的瓣叶可部分阻塞缺损口。如有主动脉瓣反流,经食管超声彩色多普勒与频谱多普勒的检查方法与图像特征类同于主动脉瓣关闭不全。

4.超声多普勒

如主动脉瓣脱垂伴有主动脉瓣反流,彩色多普勒显示与频谱多普勒扫查类同于主动脉瓣关闭不全(见主动脉瓣关闭不全)。

(三)诊断与鉴别诊断

诊断主动脉瓣脱垂应注意以下 2 点:①切面超声心动图上主动脉瓣舒张期向左心室流出道脱垂,超过了主动脉瓣附着点连线以下,且收缩期又返回主动脉腔内。②M 型超声心动图上,用扫描法检查,在心脏舒张期,左心室流出道内二尖瓣前叶之前出现异常反射,此异常反射和主动脉瓣相连。此外,有以下表现者在诊断上有一定参考价值:主动脉增宽并二尖瓣舒张期扑动;左心室增大,室间隔活动增强,有左心室容量负荷过重。

第四节　二尖瓣疾病

超声心动图检查已经成为诊断心脏瓣膜病最常用、最重要的无创性检查方法。其中二尖瓣是心脏 4 个瓣膜中最先得到超声心动图观测评估的瓣膜。这是因为在超声心动图技术出现早期风湿性心脏病发病率较高,二尖瓣瓣叶的运动幅度相对较大并且有特征性运动轨迹,最容易被早期使用的 M 型超声技术检测到。现在广泛使用的二维和多普勒超声心动图技术,以及正在发展完善之中的三维超声心动图极大提高了对瓣膜病变的诊断能力,可以对不同类型的二尖瓣病变作出诊断和定量评估。

一、二尖瓣狭窄

(一)病理解剖与血流动力学改变

在我国二尖瓣狭窄患者中,风湿热作为病因者高达 90%。风湿热所导致的二尖瓣狭窄病理改变可分为 3 型。①隔膜型:二尖瓣前叶和后叶的边缘呈纤维性增厚、交界区粘连,偶有钙化点,使瓣孔狭窄。瓣膜的病变较轻,瓣体的活动一般不受限制。②隔膜漏斗型:除瓣孔狭窄外,前叶本身尤其后叶都有较严重的病变,交界区粘连明显,同时腱索也发生粘连、缩短,使瓣膜边缘和部分组织受到牵拉,形成漏斗状。前叶的大部分仍可活动,但受到一定限制。③漏斗型:前叶和后叶的病变都发展为极严重的纤维化和(或)钙化,腱索和乳头肌异常缩短使整片瓣膜僵硬而呈漏斗状狭窄。由于前叶失去弹性活动,无论在收缩期或舒张期,二尖瓣均为一漏斗状的通道,故此型除狭窄外均伴有明显关闭不全。

二尖瓣狭窄形成之后,舒张期左心房血流排出受阻,左心房血液凝滞,可形成血栓。左心房压力增高,左心房扩大。左心房压力增高后,导致肺循环阻力增加,右心室负荷加重,后期有右心室扩大。如不合并二尖瓣关闭不全,左心室一般不扩大。

(二)超声心动图表现

1.二尖瓣狭窄的定性诊断

(1)M型超声:二尖瓣运动曲线呈"城墙样"改变。其中包括二尖瓣前叶 EF 斜率减低、运动幅度(D-E 或 E-E'间距)减小,曲线增粗回声增强。后叶与前叶同向运动,同时伴左心房继发性增大(图 6-19)。

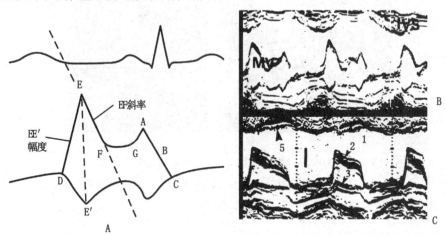

图 6-19　风湿性心脏病二尖瓣狭窄 M 型超声表现

A. 二尖瓣 M 型运动曲线模式图;B.正常二尖瓣的运动曲线;C.风湿性
心脏病二尖瓣狭窄的运动曲线

(2)二维超声:左心室长轴可见二尖瓣瓣叶增厚,回声增强,瓣口开放活动减低,在风湿性心脏病患者呈"圆顶征";左心室短轴可见前后叶交界区粘连,瓣口开放面积减小呈"鱼口征"(图 6-20),瓣叶散在或弥漫性强点片或团块样强回声。同时伴有左心房增大,肺动脉增宽,右心腔增大等继发性改变。单纯性二尖瓣狭窄时,左心室较正常相对偏小。

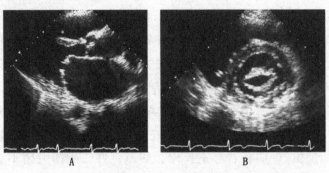

图 6-20　风湿性心脏病二尖瓣狭窄二维超声表现

A.胸骨旁长轴二尖瓣开放呈"圆顶征";B.胸骨旁短轴二尖瓣开放呈"鱼口征"

(3)多普勒超声:频谱多普勒显示过二尖瓣流速增快,E 峰减速时间延长,湍流导致的"空窗"充填。彩色多普勒显示瓣口左心房侧有血流汇聚,左心室侧有五色镶嵌的表现(图 6-21)。

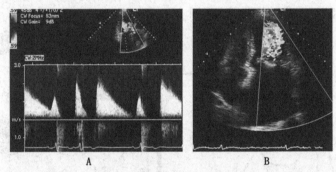

图 6-21　风湿性心脏病二尖瓣狭窄多普勒超声表现

A.频谱多普勒显示二尖瓣口流速加快,"空窗"充填;B.彩色多普勒显示

二尖瓣口左心房侧血流汇聚及左心室侧湍流

2.二尖瓣狭窄的半定量和定量诊断

(1)M 型超声:①根据二尖瓣 EF 斜率半定量狭窄程度,EF 斜率越慢,狭窄程度越重,正常人为 70~160 mm/s。轻度狭窄为 35~55 mm/s;中度狭窄为 10~35 mm/s;重度狭窄<10 mm/s。②根据 D-E 间距半定量狭窄程度,正常人 D-E 间距约为 28 mm。轻度狭窄为 13~20 mm;中度狭窄为 9~12 mm;重度狭窄<8 mm。

（2）二维超声。

根据瓣口面积定量狭窄程度：在左心室短轴二尖瓣口平面用仪器轨迹球沿瓣口回声内缘勾画瓣口面积，正常人为 $3.5\sim6.0~cm^2$，轻度狭窄 $>1.5~cm^2$；中度狭窄为 $1.0\sim1.5~cm^2$；重度 $<1.0~cm^2$。此方法简便易行，在正确掌握操作要领的前提下准确性较高。本方法在操作时须注意几点：①声束方向须垂直通过前后叶瓣尖，即扫查到瓣口最狭小的平面。如果声束偏高通过的不是瓣尖而是瓣体部位，势必造成瓣口面积检测结果偏大。②采用电影回放功能，在舒张早期瓣口开放最大时进行检测，必要时以同步心电信号作为时间坐标。③当钙化明显、声影较重时，应适当减低仪器灵敏度和增益，避免回声增粗导致的测量误差。④以左心室长轴瓣尖开放间距作为短轴瓣口开放间距的参考对照，沿瓣口内缘勾画面积。取多次检测的平均值，特别是当心房纤颤或操作欠熟练时多次检测取平均值更为重要。

根据二尖瓣前后叶瓣尖开放间距半定量狭窄程度：正常人开放间距为 $25\sim30~mm$。极轻度狭窄为 $17\sim20~mm$；轻度狭窄为 $12\sim16~mm$；中度狭窄为 $8\sim11~mm$；重度狭窄 $<8~mm$。须注意二尖瓣开放间距的检测与瓣口面积检测相同，应该在舒张早期瓣口开放最大时进行，否则结果出入较大。

根据二尖瓣的运动性、瓣叶厚度、瓣下组织增厚程度及瓣叶钙化程度 4 个方面对二尖瓣狭窄进行综合评分。每个方面分为 $1\sim4$ 级（表 6-1）。1 级记 1 分，随级别增加记分分数递增，4 级记 4 分。每个患者从 4 个方面打分，最低 4 分，最高 8 分。当得分 $\leqslant8$ 分时可考虑采用介入性球囊扩张术治疗二尖瓣狭窄。

表 6-1　二尖瓣狭窄综合评分

记分	瓣膜活动度	瓣下装置	瓣叶厚度	瓣叶钙化
1 分	仅瓣尖活动受限，其余部分活动尚好	仅二尖瓣下的腱索局限性轻度增粗	瓣叶厚度接近正常（$4\sim5~mm$）	回声光点增强局限于瓣尖的一个区域内
2 分	瓣叶下部活动受限，中部和基底部尚正常	腱索上 1/3 区域受累增粗	瓣叶中部正常，瓣尖明显增厚（$5\sim8~mm$）	回声光点增强弥散到整个瓣尖区域
3 分	瓣叶中下部活动受限，基底部尚好	腱索增粗扩展到远端 1/3 处	整个瓣叶均有增厚（$5\sim8~mm$）	回声增强扩展到瓣叶中部
4 分	舒张期瓣叶无或仅有微小前向运动	所有腱索广泛增粗缩短并累及到乳头肌	整个瓣叶明显增厚（$>8~mm$）	大部分瓣叶组织都有回声增强

（3）多普勒超声：①根据二尖瓣血流频谱的压力减半时间（PHT）半定量狭窄程度：正常人PHT<60毫秒，轻度狭窄PHT为90～150毫秒，中度狭窄PHT为150～220毫秒，重度狭窄PHT>220毫秒。须注意本方法属于经验公式，适用于瓣口面积<1.8 cm² 的单纯性二尖瓣狭窄，当存在二尖瓣反流或主动脉瓣病变时可能导致对瓣口面积的过低或过高评估，准确性欠佳。②二尖瓣口瞬时最大压力阶差（PPG）和平均压力阶差（MPG）定量狭窄程度：正常人 PPG <0.53 kPa（4 mmHg）；MPG≤0.13 kPa（1 mmHg）。轻度狭窄 PPG 为 1.07～1.60 kPa（8～12 mmHg），MPG 为 0.40～0.80 kPa（3～6 mmHg）；中度狭窄 PPG 为 1.60～3.33 kPa（12～25 mmHg），MPG 为 0.80～1.60 kPa（6～12 mmHg）；重度狭窄 PPG>3.33 kPa（25 mmHg），MPG >1.60 kPa（12 mmHg）。须注意当合并二尖瓣反流时可能高估瓣口面积，当合并左心室功能减低时可能低估瓣口面积。

（4）连续方程法测定二尖瓣口面积：根据流体力学的连续方程原理，在一个连续的管道内，不同截面处的流量相等，即 $A_1 \times V_1 = A_2 \times V_2 = A_3 \times V_3$。公式中 A＝截面的面积，V＝截面处的血流速度。因为心血管系统内的血流为搏动性，所以公式中的流速（V）实际上要采用各截面的平均流速乘以射血时间，即血流速度时间积分。假设公式中的 A_2 为二尖瓣平面，只要知道了其上游或下游任一平面的流量，同时得到过二尖瓣的血流流速时间积分，就能求出二尖瓣口面积。即 $A_2 = (A_1 \times V_1)/V_2$ 或 $(A_3 \times V_3)/V_2$。换言之，只要把二维和多普勒超声在主动脉瓣平面或肺动脉瓣平面检测到的相关参数代入上述公式即可求出二尖瓣口面积。主动脉瓣或肺动脉瓣的面积可将相应瓣环的直径代入圆的面积公式（$\pi D^2/4$）而求出。此方法涉及的测量参数较多，必须保证每一个参数检测的准确性，否则造成误差的机会和程度增大。另外，连续方程法不适用存在二尖瓣反流或其他瓣膜有功能异常的患者。

（5）血流会聚法测定二尖瓣口面积：应用血流会聚法评价二尖瓣狭窄的严重程度，不受二维超声直接瓣口面积测量法和多普勒压力减半时间法等影响因素的限制（如瓣口形状、增厚度、钙化度、合并反流、操作手法、仪器条件等）。经胸超声检查时可在心尖左心长轴切面、两腔切面或四腔切面上进行，经食管超声心动图检查时，由于左心房内血流会聚区显示范围大而清晰，尤其适宜应用该法进行定量研究（图6-22）。

计算方法为：

$$MVA = Q/V$$
$$Q = 2 \times \pi \times R^2 \times AV \times \alpha/180$$

式中 MVA 为二尖瓣口面积(cm^2)，Q 为经过二尖瓣口的最大瞬时流量（mL/s），V 为经过二尖瓣口的最大流速（cm/s），R 为心动周期中最大血流会聚区红蓝交错界面至二尖瓣口（两瓣尖连线）的距离，AV 为 Nyquist 速度（cm/s），α 为二尖瓣前后叶瓣尖的夹角。

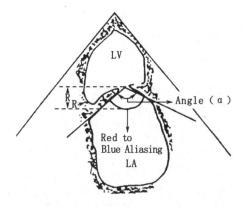

图 6-22　血流汇聚法检测二尖瓣口面积示意图

R 为会聚区的半径，Angle(α) 为血流会聚区二尖瓣前后叶间夹角，Red to Blue Aliasing 为血流红色转为蓝色的 Nyquist 速度倒错线

（6）三维超声观测二尖瓣口面积：二尖瓣口的三维成像更直观形象，可以实现外科医师的手术切面观（图 6-23）。

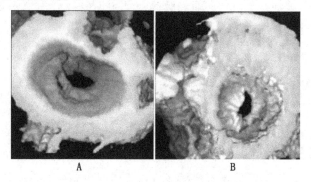

图 6-23　二尖瓣狭窄三维超声图像

A.从左心房往左心室方向观察；B.从左心室往左心房方向观察，均可见瓣口缩小

理论上在三维立体图像上配合相应软件检测瓣口面积更精确，特别是瓣口形态不规则，二维超声难以寻找与瓣尖平面真正平行的切面时用三维超声检测瓣口面积更具优势。但目前三维超声成像技术和相应的定量检测软件尚在研究发展成熟中，临床尚未普及应用。

3.二尖瓣狭窄并发症的超声所见

(1)心房纤颤:M 型二尖瓣运动曲线 E-E 间距或室壁运动曲线的收缩顶点间距绝对不等。二尖瓣血流频谱 A 峰消失,呈高低、宽窄、间距不等的单峰波。

(2)左心房血栓:二维超声表现为轮廓清晰的回声团,形状不规则,边界不规整,基底部较宽与左心房侧后壁或左心耳壁紧密相连,一般无活动性。少数随心房运动存在一定活动性,血栓内回声强度可不均匀甚至存在钙化(图 6-24)。左心耳的血栓经胸超声有时难以显示,需经食管超声检查明确诊断。

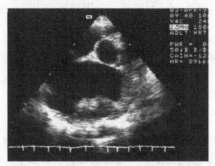

图 6-24　二尖瓣狭窄心底短轴切面

(3)肺动脉高压:二维超声可见主、肺动脉增宽,右心腔扩大。多普勒超声可见不同程度的肺动脉瓣和(或)三尖瓣反流。肺动脉瓣反流速度增加≥2 m/s。三尖瓣反流速度增加≥3 m/s。肺动脉高压明显时还可伴有下腔静脉扩张,塌陷指数减低,肝脏扩大、淤血等表现。

(三)鉴别诊断

1.左心房黏液瘤

左心房黏液瘤为最常见的心脏原发性肿瘤。临床症状和体征与二尖瓣狭窄相似,但存在间歇性,随体位而变更,心房颤动少见而易有反复的周围动脉栓塞现象等特征。超声心动图表现为二尖瓣口收缩期和舒张期均可见一团云雾状团块样回声,多数有一窄蒂附着于房间隔上,活动度大,往往随心脏舒张运动甩到二尖瓣瓣口甚至进入左心室流入道,导致舒张期过二尖瓣血流受阻,流速加快。同时超声动态观察二尖瓣瓣叶本身的活动度、厚度及回声无明显异常。能造成类似血流动力学改变的左心房内占位还有左心房内活动性血栓。

2.主动脉瓣关闭不全

当存在中度以上特别是向二尖瓣前叶一侧偏心性的主动脉瓣反流时,二尖瓣在心室舒张期受主动脉反流血液的冲击,同时还有主动脉瓣反流致左心室血容量增多,左心室舒张压增高等因素,二尖瓣前叶开放受限表现为相对性二尖瓣狭窄,听诊在心尖区可闻及舒张期隆隆样杂音(Austin-Flint 杂音)。二维和M 型超声心动图可见舒张期二尖瓣前叶开放受限,同时存在震颤现象,而二尖瓣后叶的结构形态及开放活动正常。同时明显主动脉瓣反流时往往存在左心室扩大,升主动脉增宽等超声表现。彩色多普勒在左心室长轴(包含主动脉瓣的五腔切面)可见舒张期来自主动脉瓣的反流束冲击二尖瓣前叶,但同时通过二尖瓣的血流也加速明亮,此时要特别注意如果仅在左心室长轴四腔切面观察彩色多普勒可能把主动脉瓣的偏心性反流误认为过二尖瓣的高速血流。只要进行多角度全面的超声观察,抓住上述与典型二尖瓣狭窄的不同之处,两者的鉴别并不困难。

3.扩张型心肌病

当左心收缩功能明显减低,左心室舒张压力明显增高时,二尖瓣开放活动幅度减小,特别是个别患者由于存在较长时间的二尖瓣关闭不全,瓣叶长时间受高速反流的冲击还存在轻度增厚回声增强。某些缺乏经验的超声工作者可能将其误诊为二尖瓣狭窄。鉴别的关键点在于扩张型心肌病舒张期过二尖瓣的血流速度在正常范围内。同时注意 M 型超声虽存在 D-E 或 E-E′间距减低,EF 斜率减低等表现,但前后叶运动始终呈镜像。而且超声存在着与"二尖瓣狭窄"明显不相称的左心室扩大,收缩功能明显减低。

二、二尖瓣关闭不全

(一)二尖瓣关闭不全的病理分类

为了阐明二尖瓣关闭不全的机制,以便指导二尖瓣关闭不全的外科治疗,二尖瓣修复术的开创者,Dr.Alain Carpentier 根据二尖瓣瓣叶开放和关闭运动特征,将二尖瓣关闭不全分为 3 类,又称 Carpentier 分类。以后经过补充修改分为4 类及相应亚型,后者又称为改良的 Carpentier 分类。

(1)Ⅰ类:二尖瓣叶运动正常并二尖瓣关闭不全,进一步分为Ⅰa 和Ⅰb 2 个亚型,Ⅰa 是由于瓣环扩大导致二尖瓣关闭不全,Ⅰb 是由于瓣叶穿孔导致二尖瓣关闭不全。

(2)Ⅱ类:二尖瓣叶运动过度并二尖瓣关闭不全,即二尖瓣脱垂或"连枷样"运动导致收缩期二尖瓣叶越过二尖瓣环平面,到了左心房一侧。进一步分为Ⅱa、Ⅱb、Ⅱc 和Ⅱd 4 个亚型,Ⅱa 是由于瓣叶和(或)腱索冗长所致;Ⅱb 是由于腱索断裂所致;Ⅱc 是由于乳头肌梗死或瘢痕所致;Ⅱd 是由于乳头肌断裂所致。

(3)Ⅲ类:二尖瓣叶运动受限并二尖瓣关闭不全,进一步分为Ⅲa和Ⅲb 2个亚型,Ⅲa是由于风湿性瓣膜病变导致瓣叶(腱索)收缩期运动受限引起的关闭不全;Ⅲb是由于心脏扩大、乳头肌移位导致瓣叶运动受限不能有效关闭。

(4)Ⅳ类:二尖瓣叶运动状态不定并二尖瓣关闭不全,即由于动态乳头肌功能异常导致二尖瓣关闭活动呈动态变化并关闭不全。

(二)二尖瓣关闭不全的血流动力学变化

二尖瓣关闭不全的病理生理和临床表现取决于反流血量、左心室功能状态和左心房顺应性。多数慢性轻中度二尖瓣关闭不全患者可保持长期无症状。因为根据拉普拉斯定律,室壁张力与心室内压力和左心室半径的乘积相关。而二尖瓣关闭不全患者在收缩早期就有血液反流入左心房,从而左心室壁张力显著降低,心肌纤维缩短较多,表现为总的每搏输出量增加,EF 通常增高,但需注意有效每搏输出量并未增大,因此,二尖瓣关闭不全患者 EF 在正常低值范围,意味着心肌收缩功能已有减退。而患者的 EF 轻度降低(40%～50%),意味着患者已有明显心肌损害和心功能减低。一般单纯慢性二尖瓣反流患者的左心室压力低,左心室腔无明显变化,左心室和左心房往往有一个较长时间的功能代偿期,在相当长时间内无明显左心房增大和肺淤血。然而,慢性中度以上反流,较多的血液在收缩期返回左心房,舒张期又进入左心室。这部分无效循环的反流血液导致左心房和左心室的容量负荷增加,长期的容量负荷加大可导致左心房压力逐渐升高,并进一步出现肺淤血和肺动脉高压,甚至右心负担加重,右心室肥大。同时导致左心室逐渐扩大和左心室功能失代偿,一旦出现左心室功能失代偿,不仅心搏出量降低,而且加重反流,病情往往短期内急转直下表现为全心衰竭。急性严重二尖瓣反流,早期阶段左心房、左心室扩大不明显,由于起病急骤,左心房未能适应突然增多的反流充盈量,左心房来不及增大,顺应性差,左心房压力迅速升高,于是肺血管床压力升高,出现肺水肿、肺高压,有时肺动脉压力可接近体循环压力,但及时矫治二尖瓣关闭不全后仍可恢复正常。如未及时治疗,不长时间后左心室扩张,相对慢性二尖瓣关闭不全,左心室来不及产生代偿性肥厚,左心室心肌质量与舒张末期容积比值减小,左心室心肌质量与左心室舒张末压不相称,同时加上左心房顺应性差,左心室迅速衰竭。

(三)超声心动图表现

1.M 型超声心动图

由于超声心动图的飞速发展,彩色多普勒与二维超声已成为二尖瓣反流检测及反流病因诊断的主要手段,但 M 型超声在某些情况下,特别是对个别具有特征改变的疾病协助诊断方面仍有一定作用。

(1)二尖瓣波群:收缩期二尖瓣 CD 段明显下凹呈"吊床样"改变,提示二尖瓣脱垂,可能伴有反流(图 6-25)。腱索断裂时收缩期左心房内可见高速扑动的二尖瓣叶。

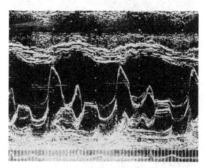

图 6-25　二尖瓣脱垂 M 型图像
箭头标识处显示收缩中晚期二尖瓣后叶呈"吊床样"改变

(2)心室波群:表现为左心室内径和室壁运动幅度增大。

2.二维超声心动图

二维超声可以观察心脏形态、腔室大小,在提供反流原因与机制方面有其独特的价值,对评判瓣膜形态学与功能学方面有其重要的临床意义。不同病变的二尖瓣形态结构往往有某些特征性改变,这些改变常常是病因诊断的重要依据。

(1)二尖瓣反流的病因诊断。

风湿性二尖瓣关闭不全:可单独存在或与狭窄合并存在。超声往往有前后叶瓣尖增厚,回声增强。重度关闭不全者,大部分或整个瓣叶、腱索及乳头肌明显增厚、增粗,边缘不规则,回声反射增强,腱索间互相粘连、缩短,腱索与瓣叶间结合点常已无法分辨,局部呈杂乱征象。部分重度关闭不全者可见前后叶对合不良或其间有裂隙。

二尖瓣脱垂:胸骨旁左心长轴切面为诊断二尖瓣脱垂的标准切面。二尖瓣瓣环前缘与瓣环后缘两点相连为瓣环线。正常二尖瓣收缩期前后叶关闭时,瓣叶不超过瓣环的连线,前后叶与左心房后壁的夹角均>90°。二尖瓣前叶或后叶脱垂收缩期瓣叶呈弧形弯曲进入左心房,弯曲的最大处至少超过瓣环线上 2 mm。二尖瓣前叶脱垂时,瓣叶活动幅度大,收缩期前叶与后叶的结合点后移,偏向左心房侧,两叶对合点错位。前叶体部与主动脉后壁之间夹角变小成锐角。二尖瓣后叶脱垂时,瓣体部活动幅度大,瓣环向左心房侧弯曲,前后瓣的结合点移向左心房侧,可有错位,二尖瓣后叶与左心房后壁间夹角亦变小(图 6-26)。此外收缩期左心房内出现脱垂瓣膜,舒张期消失。

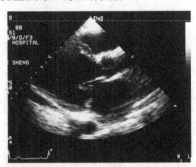

图 6-26　二尖瓣脱垂收缩期胸骨旁左心长轴切面

二尖瓣腱索或乳头肌断裂:其典型超声特征是受损瓣叶以瓣环附着处为支点呈 180°或更大幅度地"挥鞭样"运动,又称"连枷样"运动,此时的病变瓣膜称为连枷瓣。舒张期瓣尖进入左心室腔,体部凹面朝向左心室,收缩期则全部瓣叶脱入瓣环水平以上,瓣尖进入左心房,体部凹面亦向着左心房(这种特征与瓣膜脱垂刚好相反,后者体部凹面始终朝向左心室),前后叶收缩期对合点消失(图 6-27)。由于连枷瓣常由腱索、乳头肌断裂引起,故瓣叶尖端或边缘常有断裂的腱索或乳头肌回声附着。

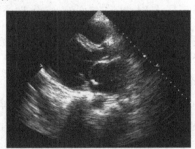

图 6-27　二尖瓣乳头肌断裂胸骨旁左心室长轴
收缩期二尖瓣前叶呈"连枷样"运动甩入左心房,顶端附着断裂
的乳头肌残端,前后叶不能对合,前叶凹面朝向左心房

二尖瓣环钙化:是一种老年性退行性病变,随年龄增大发病率增高,糖尿病患者更易罹患,女性发病较男性多见,尤其在超过 90 岁的女性患者中可高达40%。二尖瓣环钙化可与钙化性主动脉瓣狭窄、肥厚型心肌病、高血压、二尖瓣脱垂等同时存在,但病理机制尚不明确。钙化通常局限于二尖瓣环,以后叶基底部钙化多见,病变可延伸到前叶,沿着纤维层或瓣叶的下面进行,但较少累及瓣

叶体部。由于瓣叶基底部钙化使瓣叶正常活动受限,易出现二尖瓣反流。此外,钙化的瓣环在收缩期不能缩小,可能是引起瓣膜关闭不全的另一机制。直接征象为二尖瓣环后叶或前叶基底部(即二尖瓣后叶与左心室后壁、前叶与室间隔之间)出现浓密的反射增强的新月形回声。

乳头肌功能不全:乳头肌功能不全指房室瓣腱索所附着的乳头肌由于缺血、坏死、纤维化或其他原因,发生收缩功能障碍或位置异常,导致对二尖瓣牵拉的力量改变而产生的二尖瓣反流。急性心肌梗死后的二尖瓣关闭不全发生率平均约为39%,其中下后壁心肌梗死发生二尖瓣反流的比例高于前壁心肌梗死。对此类患者,在超声检查时除了注意二尖瓣对合运动和反流之外,还需注意观察室壁运动异常等相关改变。

先天性二尖瓣异常:可引发二尖瓣关闭不全的瓣膜畸形包括瓣叶裂、双孔型二尖瓣、二尖瓣下移畸形与瓣膜缺损;乳头肌发育不良包括拱形二尖瓣、乳头肌缺失、吊床形二尖瓣;腱索发育障碍包括腱索缩短、腱索缺失等。其中最常见引起二尖瓣关闭不全的先天性畸形是二尖瓣叶裂,多为心内膜垫发育异常的一部分,是二尖瓣某一部分发育不全形成完全或不完全的裂隙,多发生在二尖瓣前叶,常伴原发孔房间隔缺损或完全性房室通道。

感染性心内膜炎:以二尖瓣赘生物为主要表现,同时可能存在二尖瓣穿孔、膨出瘤、腱索断裂等瓣膜装置被破坏的表现,前叶受累多于后叶。往往同时存在主动脉瓣的赘生物。不少二尖瓣感染性心内膜炎原发部位为主动脉瓣,当发生主动脉瓣反流后,由于反流冲击二尖瓣前叶使之产生继发感染。超声可见病变二尖瓣瓣叶局部有絮状或团块状回声随瓣膜运动在二尖瓣口来回甩动,穿孔部位可见开放和关闭时形态异常甚至裂隙,形成膨出瘤时可见局部菲薄呈"球形"膨出,腱索断裂时可见瓣膜脱垂或"连枷样"运动。

(2)二尖瓣反流的继发改变。

左心房:较短时间的轻度二尖瓣反流,一般无继发改变。中度以上反流,或时间较长的轻度反流,往往有相应的左心房容积及前后径扩大表现。

左心室:中度以上反流,左心室腔多扩大,左心室短轴切面可见圆形扩大的左心室腔,室间隔略凸向右心室侧。室壁运动幅度相对增强,呈左心室容量负荷过重现象。

肺动、静脉和右心腔:肺静脉因为淤血和压力增加常常增宽。晚期患者肺动脉增宽,肺动脉压力增高,右心房和右心室也可扩大,右心室流出道亦较正常增宽。

心功能:在心功能代偿期,各种心功能参数的检测可正常,重症晚期心功能失代偿时,左心室运动幅度减低,但射血分数减低程度与其他病变导致的收缩功能减低有所不同。由于大量反流的原因,射血分数的减低幅度相对较小,有时与临床心力衰竭的表现程度不成比例。

(3)二尖瓣瓣叶病变的定位诊断:二尖瓣关闭不全的治疗最主要和有效的手段是二尖瓣修复或二尖瓣置换。对于二尖瓣修复手术,术前明确二尖瓣叶的病理损害性质和位置十分重要。因为术中心脏停搏状态下的注水试验结果与正常心跳状态下的实际情况不完全相同,甚至有较大出入。而超声心动图是目前无创观测正常心跳状态下瓣膜状况首选方法。经过大量实践和总结,现已归纳出二尖瓣前后瓣分区与二维超声检查不同切面之间的关系。如果将二尖瓣前后瓣的解剖结构按照 Carpentier 命名方法分区,即从左到右将前叶和后叶分别分为A1、A2、A3,以及 P1、P2、P3 共 6 个区域(图 6-28);则标准的左心室长轴切面主要显示 A2 和 P2 区;标准的左心室两腔心切面主要显示 A3 和 P3 区,A3 位于前壁一侧,P3 位于后壁一侧;标准的左心室四腔心切面主要显示 A1 和 P1,A1 位于室间隔一侧,P1 位于左心室游离壁一侧。在左心室两腔与四腔心切面之间,还可观测到前后叶交界区,此切面主要显示 P1、A2 和 P3 区,P1 和 P3 位于两侧,A2 位于中间。需注意,每个患者病变累及的部位可能不止一个区域,检查时不但应对所有切面认真观察,还需要与短轴切面,以及多角度的非标准切面结合才能更全面和准确地定位。

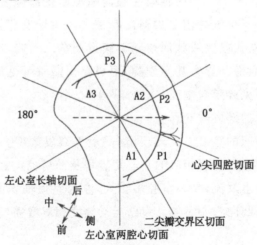

图 6-28　常规检查切面与二尖瓣瓣叶分区关系

3.三维超声心动图

三维超声心动图可以从心房向心室角度,或从心室向心房的角度直观地显示整个二尖瓣口及瓣叶的形态、大小、整个对合缘的对合和开放状态,而这些是二维超声所无法显示的。在上述三维直观显示的基础上可以直接定量检测二尖瓣口甚至反流口的开放直径和面积。当存在瓣膜结构和功能异常时,可以从多角度取图观察测量瓣叶的对合状态。当病变明显时,可直接观测到增厚的瓣膜、瓣膜交界处的粘连、增粗的腱索、对合缘存在的细小裂隙、前后叶错位、某个瓣叶或瓣叶的一部分呈"飘匙状"脱垂(图6-29)、附着在瓣膜上的团块样赘生物、随连枷瓣运动而甩动的断裂的腱索或乳头肌。

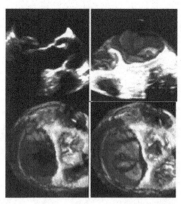

图 6-29　二尖瓣脱垂三维超声图像

4.经食管超声心动图

经食管超声心动图相对于经胸超声心动图在二尖瓣关闭不全中的作用有如下特点。

(1)扫查二尖瓣反流束更敏感:有研究比较118例患者使用经食管超声与经胸壁超声2种方法扫查的结果,发现有25%的二尖瓣反流仅能由经食管多普勒探及,其中14%反流程度达到2~3级。

(2)判断病变的形态与性质准确率更高:经食管超声对细微病变(<5 mm赘生物)的高分辨力及更近距离和更多角度的观察,明显提高了对瓣膜赘生物、穿孔、腱索断裂、脓肿、瘘管等病变的诊断能力。

(3)经食管超声在二尖瓣手术中有重要作用:由于经食管扫查不妨碍手术视野,故在二尖瓣关闭不全成形的外科治疗中可进行实时监测。在手术前可再次评估瓣膜结构与反流量的改变是否属于整形术适应证、整形后可即刻观察反流改善情况、决定是否还需进一步整形或改做换瓣手术。在二尖瓣置换手术中经食管超声也可及时观察术后机械瓣的活动情况、判断有无瓣周漏等并发症。

5.彩色多普勒超声心动图

(1)二尖瓣反流的定性诊断:二尖瓣口左心房侧出现收缩期反流束是二尖瓣关闭不全的特征性表现,是诊断二尖瓣反流最直接根据。比较严重的二尖瓣反流,在二尖瓣反流口的左心室侧可见近端血流会聚区。由左心扩大、二尖瓣环扩张导致的继发性二尖瓣关闭不全多为中心型反流。由瓣叶、腱索、乳头肌等器质性损害造成的反流多为偏心型。如果反流的原因为瓣膜运动过度所致,如瓣膜脱垂、腱索或乳头肌断裂、瓣叶裂缺等病变,偏心反流走行偏向正常或病变相对病变较轻的瓣膜一侧。例如,后瓣脱垂时,偏心反流朝向前瓣一侧走行,在心尖四腔切面表现为向房间隔一侧走行。

(2)二尖瓣反流的半定量诊断:现临床应用最广泛、最简便易行的方法是通过彩色多普勒观测左心房内反流束长度、宽度、面积及反流束宽度等参数作出半定量评估。必须注意,反流束大小除与反流量有关外,还与血流动力学状态(如动脉血压)和仪器参数设置(如 Nyquist 速度、彩色增益、壁滤波)、评估切面与时相的选择等有关。

(3)彩色多普勒血流会聚法测定反流量:二尖瓣关闭不全时,大量左心室血通过狭小的反流口反流入左心房中,在反流口的左心室侧形成血流会聚区,根据此血流会聚区的大小可定量计算二尖瓣反流量,其计算公式为:

$$Q = 2 \times \pi \times R^2 \times AV \times VTI/V$$

式中 Q 为反流量(mL),R 为血流会聚区半径(cm),AV 为 Nyquist 速度(cm/s),VTI 为二尖瓣反流频谱的速度时间积分(cm),V 为二尖瓣反流峰值流速(cm/s)。

最新的实时三维超声心动图除能对二尖瓣关闭不全的相关结构进行立体观测外,还可对二尖瓣反流束进行三维成像。这有利于客观评价反流束的起源、走行途径、方向及其截面,尤其对附壁的偏心性反流的评价更有价值。理论上讲,在三维成像基础上对反流束进行容量计算可使定量评估二尖瓣反流程度更具有可信度及客观性。但目前这一技术还未完全成熟普及,相信随着电子技术的进步,这一技术将在不远的将来真正应用于临床。

6.频谱多普勒超声心动图

(1)二尖瓣舒张期血流频谱变化:由于舒张期左心房除排出由肺静脉回流血液外,尚需将收缩期二尖瓣反流的血液一并排出,故舒张期二尖瓣口血流速度较正常人增快。E波峰值升高>1.3 m/s时,提示反流严重。

(2)肺静脉血流频谱变化:肺静脉血流频谱在二尖瓣反流尤其是中重度反流

时出现明显改变,收缩期正向 S 波低钝或消失并出现负向波形。

(3)主动脉瓣血流频谱变化:二尖瓣反流较重时,收缩期主动脉血流量减少,主动脉瓣血流频谱峰值降低、前移,减速支下降速度增快,射流持续时间缩短。在重度二尖瓣反流时,有可能仅记录到收缩早中期的主动脉瓣血流信号。当收缩期主动脉流速低于舒张期二尖瓣流速时,提示为重度反流。

(4)流量差值法测定反流量与反流分数:利用脉冲多普勒检测二尖瓣和主动脉瓣前向血流速度积分($VTImv$ 和 $VTIav$),并结合二维检测二尖瓣和主动脉瓣口面积(MVA 和 AVA),可以计算二尖瓣反流分数作为二尖瓣关闭不全的一种定量诊断参数。根据连续方程的原理,在无二尖瓣反流的患者中,通过主动脉血流量($AVF = AVA \times VTIav$)等于通过二尖瓣血流量($MVF = MVA \times VTImv$),而在单纯二尖瓣反流的患者中,主动脉血流量加上二尖瓣反流量才是全部左心室每搏输出量,亦即收缩期二尖瓣反流量应为舒张期二尖瓣前向血流量(代表总的每搏输出量)与收缩期主动脉瓣前向射血量(代表有效的每搏输出量)的差值,各瓣口血流量计算方法是各瓣口的多普勒速度时间积分乘以该瓣口的面积。由于反流量随每搏输出量变化而变化,瞬间测值代表性差,计算反流分数可克服此缺点。用公式表示为:

$$RF = \frac{(MVF - AVF)}{MVF} = 1 - \frac{AVF}{MVF}$$

RF 为反流分数。反流分数可具体计算出反流血流占每搏输出量的百分比,有较大的定量意义。这一评估反流程度的方法已得到临床与实验室的广泛验证,有较高的准确性。一般认为轻度反流者反流分数为 $20\% \sim 30\%$,中度反流者反流分数为 $30\% \sim 50\%$,重度反流者反流分数为 $>50\%$,其结果与左心室造影存在良好相关性,相关系数为 0.82。但此方法也有其局限性:①必须排除主动脉瓣反流。②当二尖瓣口变形严重时需进行瓣口面积的校正,或应改用二尖瓣环水平计算流量。③计算步骤烦琐,需要参数值较多,测算差错的概率增加。④对于轻度二尖瓣反流不敏感。

(5)流量差值法测算有效反流口面积:有效反流口面积(effective regurgitant orifice area,EROA)不受腔内压力变化的影响,故而逐渐受到临床重视。由上述流量差值法可进一步计算有效反流口面积,具体计算公式为:

$$EROA = \frac{(MVF - AVF)}{VTI}$$

公式中 EROA 为二尖瓣反流口有效面积,VTI 为二尖瓣反流流速积分。

(6)连续多普勒频谱特征:连续多普勒取样线通过二尖瓣口可记录到收缩期负向、单峰、充填、灰度较深、轮廓清晰完整的反流频谱,在左心室和左心房压力正常者,在整个收缩期均存在着较高的压力阶差,因此频谱的加速支和减速支均较陡直,顶峰圆钝,频谱轮廓近于对称。左心室收缩功能减退者,左心室压力上升迟缓,故频谱的加速支上升缓慢,流速相对于心功能正常者减低。左心室收缩功能正常情况下,二尖瓣关闭不全的反流频谱峰值速度一般均>4 m/s。反流量大、左心房收缩期压力迅速升高者,左心室-左心房间压差于收缩中期迅速减低,故频谱曲线减速提前,顶峰变尖、前移,加速时间短于减速时间,曲线变为不对称的三角形。

(四)诊断要点及鉴别诊断

二尖瓣反流的定性诊断并不困难。诊断要点是彩色多普勒超声和频谱多普勒超声在收缩期发现起自二尖瓣口左心室侧进入左心房的异常血流。罕见碰到需要与之鉴别的病变。极少数情况下,需要与位于二尖瓣口附近的主动脉窦瘤破入左心房及冠状动脉左心房瘘相鉴别。前者的鉴别点在于异常血流呈双期连续性,后者的鉴别点在于异常血流以舒张期为主。加上相应的主动脉窦和冠状动脉结构形态异常不难作出鉴别。

第五节 三尖瓣疾病

大量临床实践表明,三尖瓣狭窄与关闭不全时缺乏特异性症状与体征。多普勒超声心动图是诊断三尖瓣疾病的首选方法,具有极高的敏感性与特异性,可正确判断病因和病变程度,为治疗提供重要诊断依据。

一、三尖瓣狭窄

三尖瓣狭窄较少见,主要由慢性风湿性心脏病所致,常合并有二尖瓣或(和)主动脉瓣病变。其他少见病因包括先天性三尖瓣畸形、后天性系统性红斑狼疮、类癌综合征、右心房黏液瘤、心内膜弹力纤维增生症和心内膜纤维化等。病理解剖发现器质性三尖瓣病变占慢性风湿性心脏病的$10\%\sim15\%$,但临床仅靠症状和体征的诊断率为$1.7\%\sim5\%$。随着多普勒超声心动图的广泛应用和手术方式的进步,临床诊断率已大幅提高。

(一)病理解剖与血流动力学改变

风湿性三尖瓣狭窄时病理改变为三尖瓣叶增厚、纤维化及交界处粘连,使瓣口面积减小,舒张期由右心房流入右心室的血流受阻,造成右心室充盈减少,右心排血量减低。同时瓣口狭窄致右心房血流瘀滞,右心房压力逐渐升高,超过 0.67 kPa(5 mmHg)时可引起体循环回流受阻,出现颈静脉曲张、肝大、腹水和水肿。由于正常三尖瓣口面积达 $6\sim8$ cm²,轻度缩小不致引起血流梗阻,通常认为当减小至 2 cm² 时方引起明显的血流动力学改变。

(二)超声心动图表现

1.M 型超声心动图

三尖瓣狭窄造成右心室充盈障碍,舒张期压力上升缓慢,推动三尖瓣前叶向后漂移的力量减弱,致使三尖瓣 EF 段下降减慢,常<40 mm/s(正常为 $60\sim125$ mm/s),典型者曲线回声增强、增粗,呈"城墙样"改变。但轻度狭窄者常难以见到典型曲线改变。

2.二维超声心动图

三尖瓣回声增强、增厚,尤以瓣尖明显。前叶活动受限,瓣体于舒张期呈圆顶状膨出,后叶和隔叶活动度减小。瓣膜开口减小,前叶与隔叶间的开放距离减小。腱索和乳头肌回声可增粗缩短。右心房呈球形扩大,房间隔向左侧弯曲。下腔静脉可见增宽。

3.三维超声心动图改变

二维超声心动图不能同时显示三尖瓣的 3 个瓣膜,因此无法同时显示 3 个瓣膜的几何形态及其病变特征。实时三维超声心动图可以从右心室面清晰地观察三尖瓣的表面及交界。

4.彩色超声多普勒

(1)M 型彩色多普勒:可显示舒张期右心室腔内红色为主、间杂有蓝白色斑点的血流信号,起始于三尖瓣 E 峰处,终止于 A 峰,持续整个舒张期。

(2)二维彩色多普勒血流成像:在狭窄的三尖瓣口处,舒张期见一窄细血流束射入右心室,射流距较短,一般显示为红色,中央部间有蓝、白色斑点。吸气时射流束彩色亮度明显增加,呼气时彩色亮度减弱。

5.频谱多普勒

(1)脉冲型频谱多普勒:可记录到狭窄所致的舒张期正向射流频谱。频谱形态与二尖瓣狭窄相似,但流速较低,一般不超过 1.5 m/s(正常三尖瓣流速为

0.30~0.70 m/s),吸气时出现 E 波升高,呼气时流速下降。

(2)连续型频谱多普勒:频谱形态与脉冲多普勒相似。许多学者应用与研究二尖瓣狭窄相似的方法估测三尖瓣狭窄的程度。

(三)鉴别诊断

(1)右心功能不良时,三尖瓣活动幅度可减小,EF 斜率延缓,但无瓣叶的增厚粘连,三尖瓣口不会探及高速射流信号。

(2)房间隔缺损与三尖瓣反流时,因三尖瓣口流量增大,舒张期血流速度可增快,但通过瓣口的彩色血流束是增宽而非狭窄的射流束,脉冲多普勒显示流速的增加并不局限于三尖瓣口,而是贯穿整个右心室流出道。E 波的下降斜率正常或仅轻度延长。

二、三尖瓣关闭不全

三尖瓣关闭不全亦称为三尖瓣反流,三尖瓣的器质性病变或功能性改变均可导致三尖瓣关闭不全。由右心室扩大、三尖瓣环扩张引起的功能性关闭不全最为常见。凡有右心室收缩压增高的心脏病皆可继发功能性三尖瓣关闭不全,如重度二尖瓣狭窄、先天性肺动脉瓣狭窄、右心室心肌梗死、艾森曼格综合征、肺源性心脏病等。器质性三尖瓣关闭不全的病因可为先天畸形或后天性疾病。在后天性器质性三尖瓣关闭不全中,风湿性心脏病是主要病因,其次为感染性心内膜炎、外伤、瓣膜脱垂综合征等所引起。近年来,由于静脉吸毒、埋藏起搏器、机械肺通气、室间隔缺损封堵术引起的三尖瓣关闭不全有上升趋势。

大量临床研究发现,应用多普勒超声在许多正常人中(35%以上)发现轻度三尖瓣反流,谓之生理性反流。据报道儿童和老年人的检出率高于青壮年人。经食管超声心动图的检出率高于经胸检查。

(一)病理解剖与血流动力学改变

风湿性心脏病、感染性心内膜炎等疾病累及三尖瓣时所产生的病理解剖学改变与二尖瓣相似。而在功能性三尖瓣关闭不全时,瓣叶并无明显病变,瓣环因右心室收缩压升高、右心室扩大而产生继发性扩张,乳头肌向心尖和外侧移位,致使瓣叶不能很好闭合。在收缩期,右心室血液沿着关闭不全的瓣口反流入右心房,使右心房压力增高并扩大,周围静脉回流受阻可引起腔静脉和肝静脉扩张,肝淤血肿大、腹水和水肿。在舒张期,右心室同时接受腔静脉回流的血液和反流入右心房的血液,容量负荷过重而扩张,严重者将导致右心衰竭。反流造成收缩期进入肺动脉的血流减少,可使肺动脉高压在一定程度上得到缓解。

(二)超声心动图表现

1.M 型超声心动图

除出现原发病变的 M 型曲线改变外,常见三尖瓣 E 峰幅度增大、开放与关闭速度增快。由腱索或乳头肌断裂造成者,可见瓣叶收缩期高速颤动现象。右心房室内径均增大,严重的右心室容量负荷过重可造成室间隔与左心室后壁呈同向运动。由肺动脉高压引起者可见肺动脉瓣 a 波消失,收缩期呈"W"形曲线。下腔静脉可因血液反流而增宽,可达 24 mm±4 mm(正常 18 mm±4 mm),严重时可见收缩期扩张现象。

2.二维超声心动图

三尖瓣活动幅度增大,收缩期瓣叶不能完全合拢,有时可见对合错位或裂隙(需注意除外声束入射方向造成的伪像)。由风湿性心脏病所致者瓣叶可见轻度增厚,回声增强。有赘生物附着时呈现"蓬草样"杂乱疏松的强回声。瓣膜脱垂时可见关闭点超越三尖瓣环的连线水平,或呈"挥鞭样"活动。右心房、右心室及三尖瓣环均见扩张。下腔静脉及肝静脉可见增宽。

3.三维超声心动图

应用实时三维超声心动图可对三尖瓣环、瓣叶及瓣下结构的立体形态进行观察。有学者应用实时三维超声心动图研究正常人三尖瓣环的形态,沿瓣环选择 8 个点,分别测量这些点随心动周期的运动,发现三尖瓣环为一个复杂的非平面结构,不同于二尖瓣环的"马鞍形"结构,从心房角度看最高点位于瓣环前间隔位置,最低点位于瓣环后间隔位置。另有学者发现在右心衰竭或慢性右心室扩张时三尖瓣环呈倾斜角度向侧方扩张,几何形态与正常三尖瓣有显著性差异。分析三尖瓣环运动和右心室收缩功能之间的关系,发现二者有很好的相关性。这些研究在一定程度上加深了对三尖瓣反流机制的认识。对反流束的三维容积测定有望成为定量诊断的新途径。

4.经食管超声心动图

经胸超声心动图基本可满足三尖瓣关闭不全的诊断需求,经食管超声心动图仅用于经胸超声图像质量不佳,或需要观察心房内有无血栓及三尖瓣位人工瓣的评价。经食管超声心动图可从不同的视角观察三尖瓣的形态与活动,所显示三尖瓣关闭不全的征象与经胸超声检查相似,但更为清晰。

5.彩色多普勒

(1)M 型彩色多普勒:在三尖瓣波群上,可见 CD 段下出现蓝色反流信号。多数患者反流起始于三尖瓣关闭点(C 点),终止于三尖瓣开放点(D 点)。三尖瓣脱垂时,反流可起于收缩中、晚期。在房室传导阻滞患者中,偶见三尖瓣反流出现于舒张中、晚期。这是由于房室传导延缓,导致舒张期延长,心室过度充盈,舒张压力升高;而心房收缩过后,心房压迅速降低,故心室压力相对升高,造成房室压差逆转,推动右心室血流沿着半关闭的三尖瓣返回右心房。

在下腔静脉波群上,正常人与轻度三尖瓣关闭不全者,肝静脉内均显示为蓝色血流信号,代表正常肝静脉的向心回流。在较严重的三尖瓣关闭不全时,收缩中、晚期(心电图 ST 中后段及 T 波处)因右心室血液反流,右心房与下腔静脉压力上升,故肝静脉内出现红色血流信号,但舒张期仍为蓝色血流信号。

(2)二维彩色多普勒:三尖瓣关闭不全时,收缩期可见反流束自三尖瓣关闭点处起始,射向右心房中部或沿房间隔走行。在肺动脉压正常或右心衰竭患者中,反流束主要显示为蓝色,中央部色彩鲜亮,周缘渐暗淡。继发于肺动脉高压且右心室收缩功能良好者,反流速度较快,方向不一,呈现五彩镶嵌的收缩期湍流。在较严重的三尖瓣反流患者中,肝静脉内可见收缩期反流,呈对向探头的红色血流信号;舒张期肝静脉血仍向心回流,呈背离探头的蓝色血流信号,因随心脏舒缩,肝静脉内红蓝两色血流信号交替出现。在胸骨上窝扫查上腔静脉时,亦可见类似现象。

6.频谱多普勒

(1)脉冲型频谱多普勒:在三尖瓣反流时,脉冲多普勒频谱主要出现以下3种异常。①右心房内出现收缩期反流信号:在三尖瓣关闭不全时,右心房内可记录到收缩期负向、频率失真的湍流频谱,为离散度较大的单峰实填波形,可持续整个收缩期,或仅见于收缩中、晚期。②腔静脉、肝静脉内出现收缩期反流信号:正常的肝静脉血流频谱呈三峰窄带波形,第一峰(S 峰)发生于收缩期,第二峰(D 峰)发生于舒张期,均呈负向,S 峰高于 D 峰。在 D 峰与下一 S 峰之间,可见一个正向小峰(A 峰),由心房收缩所致。在轻度三尖瓣反流时,频谱与正常人相似,但在中重度反流时,由于右心房内反流血液的影响,收缩期负向 S 峰变为正向,D 峰仍为负向,但峰值增大。上腔静脉血流频谱与肝静脉血流变化相似;下腔静脉血流方向与上述相反,反流较重时出现负向 S 峰,D 峰为正向,但由于下腔静脉血流与声束间角度过大,常难以获得满意的频谱图。③三尖瓣舒张期血流速度增快:在三尖瓣关闭不全较重时,通过瓣口的血流量增加,流速亦增快,故频谱中 E 峰值增高。

(2)连续型频谱多普勒:三尖瓣关闭不全时,连续多普勒在三尖瓣口可记录到清晰的反流频谱,其特征如下所示。①反流时相:绝大多数三尖瓣反流频谱起自收缩早期,少数病例起于收缩中、晚期,反流多持续全收缩期乃至等容舒张期,直至三尖瓣开放时方才停止。②反流方向：自右心室向右心房，故频谱为负向。③反流速度：最大反流速度通常为 2～4 m/s。④频谱形态：反流频谱为负向单峰曲线，峰顶圆钝，频谱上升与下降支轮廓近于对称。在右心室功能减低者，由于收缩期右心室压力上升缓慢，频谱上升支加速度减低，呈现不对称轮廓。⑤离散幅度：反流频谱离散度较大，呈实填的抛物线形曲线，轮廓甚光滑。

7.心脏声学造影

经周围静脉注射声学造影剂后，四腔心切面显示云雾影首先出现于右心房，而后心室舒张，三尖瓣开放，造影剂随血流到达右心室。当三尖瓣关闭不全时，收缩期右心室内部分造影剂随血流经过瓣叶间的缝隙退回右心房而形成反流。这种舒张期流向右心室，收缩期又退回右心房的特殊往返运动，称为造影剂穿梭现象，此为三尖瓣关闭不全声学造影的一个重要特征。M 型曲线显示造影剂强回声从右心室侧穿过三尖瓣 CD 段向右心房侧快速运行，当加快 M 型扫描速度时，其活动轨迹更易于观察（图 6-30）。为观察下腔静脉有无反流血液，应由上肢静脉注射造影剂。显示下腔静脉长轴切面时，可见收缩期造影剂强回声从右心房流入下腔静脉。

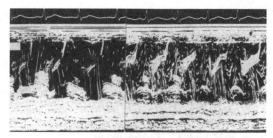

图 6-30　三尖瓣关闭不全声学造影三尖瓣曲线
注射过氧化氢溶液后，右心房、室内可见造影剂反射，收缩期见造影剂由右心室穿过三尖瓣反流至右心房，形成与 CD 段交叉的流线

(三)鉴别诊断

1.生理性与病理性三尖瓣反流的鉴别

最重要的鉴别点是二维超声心动图显示生理性反流无心脏形态及瓣膜活动的异常。其次，生理性三尖瓣反流多发生于收缩早期，持续时间较短，反流束范围局限，最大长度<1 cm，最大流速<2 m/s。

2.器质性与功能性三尖瓣反流的鉴别

鉴别的关键点是二维超声心动图显示三尖瓣本身有无形态学的改变，如增厚、脱垂、附着点下移等。功能性三尖瓣反流时瓣叶形态可保持正常，但瓣环扩张。连续多普勒测定反流的最大流速亦可作为鉴别参考:器质性三尖瓣反流的流速极少>2.7 m/s,而功能性反流速度常>3.5 m/s。

第六节 冠状动脉瘘

冠状动脉瘘是一种罕见的先天性冠状动脉畸形,发病率约占先天性心脏病的 0.3%,极少数患者自然痊愈,随着年龄增大,并发症增多。

一、病理解剖

冠状动脉瘘是指冠状动脉主干或其分支直接与心腔或大血管等异常交通。根据瘘口位置,可分为冠状动脉-心腔瘘和冠状动脉-血管瘘等。左右冠状动脉均可发生,但以右冠状动脉较多见(50.0%~60.0%),引流部位依次为右心室、右心房(包括冠状静脉窦、上腔静脉)、肺动脉、左心房和左心室。病变的冠状动脉显著扩张、粗大,壁薄,有时形成冠状动脉瘤,囊状扩张的冠状动脉瘤内可形成血栓(图 6-31)。

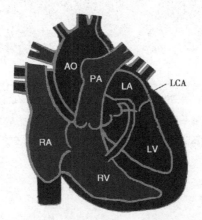

图 6-31　左冠状动脉右心室瘘解剖示意图

LV 左心室;RV 右心室;LA 左心房;RA 右心房;PA 肺动脉;AO 主动脉;LCA 左冠状动脉

二、血流动力学

冠状动脉瘘对血流动力学的影响主要取决于瘘口的大小及瘘入部位。若瘘口小,对血流动力学不产生较大影响;若瘘口大,就加重相应心室的负荷,最终引起右心衰竭或左心衰竭。若瘘入右心系统产生左向右分流,瘘管较大,可增加右心室负荷和肺血流量;瘘入左心系统产生动脉-动脉样分流,瘘管较大,可增加左心室负荷,出现左心室扩大。

大部分冠状动脉血流经瘘管分流,致使远端的冠状动脉血流量减少,可造成冠状动脉"窃血"现象而使病变冠状动脉供应的心肌产生缺血表现(图6-32)。

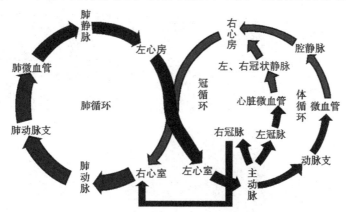

图 6-32　右冠状动脉右心室瘘血流动力学

三、诊断要点

(一)定性诊断

1.二维超声心动图

(1)冠状动脉近端扩张:多切面可见冠状动脉起始部不同程度扩张,内径多>6.0 mm,严重者可呈菱形或囊状瘤样改变。

(2)冠状动脉走行异常:冠状动脉异常走行于心脏表面或心肌内,增粗迂曲,变换探头方向可追踪其走行至瘘口。

(3)瘘口可单发或多发,扩张呈瘤样或管状。

(4)继发性改变:瘘口进入的心腔或血管扩大;个别报道可见节段性室壁运动异常(心肌梗死患者)、瓣膜或瘘口赘生物(感染性心内膜炎患者)。

(5)可合并其他心脏畸形等。

2.彩色多普勒超声心动图
异常扩张、迂曲走行的冠状动脉内探及多彩镶嵌的血流信号。

3.频谱多普勒超声心动图
瘘入右心系统和左心房时,瘘口处可探及连续性的湍流频谱。瘘入左心室时,瘘口处仅探及舒张期的湍流频谱(图6-33、图6-34)。

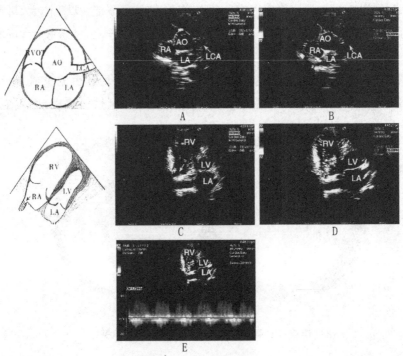

LV 左心室；RV 右心室；LA 左心房；RA 右心房；AO 主动脉；LCA 左冠状动脉；
RVOT 右心室流出道

图 6-33　冠状动脉右心室瘘，瘘支起自左冠状动脉

A.大动脉短轴切面显示左冠状动脉开口扩张；B.彩色多普勒于左冠状动脉开口处
彩色血流；C.非标准四腔心切面见左冠状动脉开口于右心室；D.彩色多普勒于左冠
状动脉瘘口处花彩相嵌血流信号；E.频谱多普勒显示瘘口处连续性分流信号

(二)分型诊断

不同类型的冠状动脉瘘,治疗方案有差别,因此瘘口的定位对于指导临床治
疗方案的选择具有重要意义(图 6-35)。

1.冠状动脉-右心房瘘

瘘口在右心房前壁,来自右冠状动脉分支；瘘口在右心房后壁,来自右冠状动
脉或左回旋支；瘘口在上腔静脉入口处,来自右冠状动脉或左冠状动脉分支。

2.冠状动脉-右心室瘘

瘘口在右心房室沟,来自右冠状动脉分支；瘘口在右心室圆锥部,来自右冠
状动脉或左前降支的分支；瘘口在右心室横膈壁,来自右冠状动脉和左旋支。

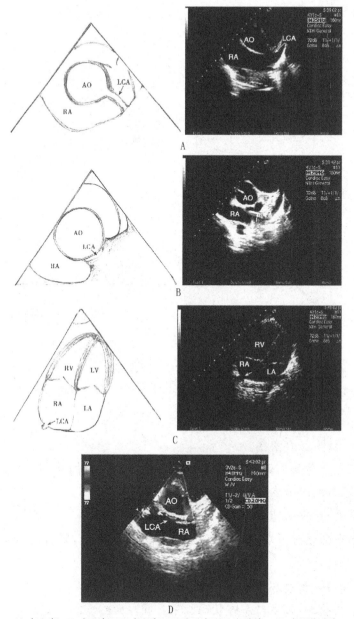

LA 左心房；RA 右心房；LV 左心室；RV 右心室；AO 主动脉；LCA 左冠状动脉

图 6-34　冠状动脉-右心房瘘患者,瘘支起自左冠状动脉

A.非标准大动脉短轴切面显示左冠状动脉开口扩张;B.变换探头方向显示左冠状动脉分支迂曲走行;C.心尖四腔心切面显示左冠状动脉开口于右心房;D.彩色多普勒显示左冠状动脉内花彩相嵌血流信号

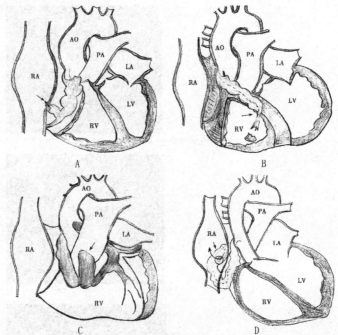

LV 左心室；RV 右心室；LA 左心房；RA 右心房；PA 肺动脉；AO 主动脉

图 6-35　冠状动脉瘘分型图

A.冠状动脉-右心房瘘；B.冠状动脉-右心室瘘；C.冠状动脉-肺动脉瘘；

D.冠状动脉-冠状静脉窦瘘

3.冠状动脉-左心室瘘

瘘口在左心室流出道主动脉根部，来自左冠状动脉；瘘口在左心室后基底部，来自右冠状动脉分支。

4.冠状动脉-肺动脉瘘

瘘口多在肺动脉近端前壁、左右肺动脉分叉处前壁，来自左、右冠状动脉的分支直接交通。

5.冠状动脉-左心房瘘

瘘口多在前壁，多来自左冠状动脉主支或左回旋支的分支。

四、诊断注意点

（1）合并症：其中 20.0％合并其他先天性心脏病变，包括房间隔缺损、室间隔缺损、动脉导管未闭和左位上腔静脉等。

（2）瘘口数量：根据瘘管形成的冠状动脉数目和终止点（瘘口）数目分为单冠瘘、多冠瘘及单瘘口瘘、多瘘口瘘。检查中应注意探测，以免遗漏诊断。

（3）注意有无出现冠状动脉"窃血"现象：此现象是由于冠状动脉血流大部分流入心腔，远端血流减少，心肌灌注不足，产生相应区域心肌缺血。

（4）冠状动脉粥样硬化：发生瘘的冠状动脉内血流紊乱，速度增快，流量增加，容易造成冠状动脉内膜损伤，相对容易发生冠状动脉粥样硬化。

（5）感染性心内膜炎患者可见瓣膜或瘘口赘生物。

（6）经食管超声心动图可获得更好的声窗，清晰显示病变血管的走行及比邻关系（图 6-36）。

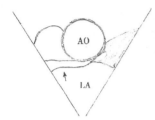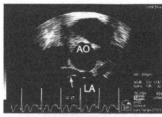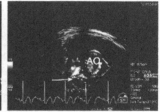

图 6-36　经食管超声心动图大动脉短轴切面，箭头所示清晰显示冠状动脉走行，
并可见冠脉内花彩相嵌的血流信号

LA 左心房；AO 主动脉

五、鉴别诊断

（一）冠状动脉瘤

冠状动脉瘤可表现为近端冠状动脉局限性扩张，须与冠状动脉瘘进行鉴别。鉴别要点是冠状动脉瘤远端与心腔或血管无交通，而冠状动脉瘘与心腔或血管存在交通，彩色多普勒可清楚地显示瘘口处的异常血流。

（二）左冠状动脉起源于肺动脉

左冠状动脉起源于肺动脉时，由于肺动脉压力小于主动脉，血流将通过侧支循环由右冠状动脉灌注左冠状动脉及肺动脉，冠状动脉将增宽并迂曲走行，须与右冠状动脉-肺动脉瘘进行鉴别。鉴别要点在于右冠状动脉-肺动脉瘘者，于左冠状动脉窦可探及左冠状动脉的开口，而后者无此征象。

第七节　冠状动脉瘤

冠状动脉瘤是指冠状动脉局限性的明显扩张。多为继发性改变，其中以动脉粥样硬化性病变最为常见,约占52.0%,其他可见于真菌或梅毒感染、结缔组织病和川崎病。先天性冠状动脉瘤较少见,约为15.0%。

一、病理解剖

先天性冠状动脉瘤发生于冠状动脉的任何部位,可单发或多发,多见于冠状动脉的分叉处,以右冠状动脉瘤最为常见。瘤体可呈梭形或囊状,最大直径可达15.0 cm(图6-37)。

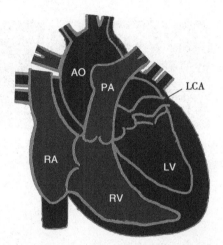

图6-37　左冠状动脉瘤解剖示意图

LV 左心室;RV 右心室;RA 右心房;PA 肺动脉;AO 主动脉;LCA 左冠状动脉

继发性冠状动脉瘤常由冠状动脉粥样硬化及川崎病引起。冠状动脉粥样硬化破坏了动脉血管壁中层弹力纤维,从而引起冠状动脉瘤样增宽;川崎病引起冠状动脉急性炎症,动脉管壁瘢痕化、内膜增厚钙化,继而形成冠状动脉瘤。两者的发病部位通常位于冠状动脉近端。

二、血流动力学

冠状动脉瘤扩张的血管壁,因内壁不规则引起血流方向的改变和滞留加上内皮细胞的破坏,就容易形成血栓使管腔变细、狭窄出现心肌供血不足。栓子脱落可导致急性心肌梗死,甚至猝死。除此之外,心肌缺血还与冠状动脉瘤的"窃血现象"有关,即舒张期冠脉血流进入动脉瘤,收缩期血液又返回到冠状动脉,造成远端心肌供血减少。冠状动脉瘤破裂至心包腔,发生急性心脏压塞而死亡。若破口大又破入低压的心腔,严重时可发生充血性心力衰竭(图6-38)。

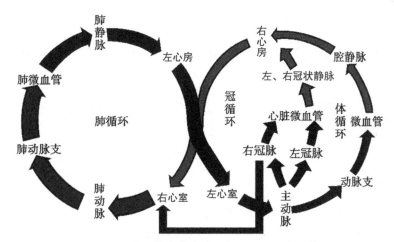

图 6-38　右冠状动脉瘤破入右心室血流动力学

三、诊断要点

(一)二维超声心动图

冠状动脉表现分为以下 4 级。

(1)正常:冠状动脉内径为 2.5～3.0 mm,冠状动脉与主动脉内径的比值<0.16。

(2)扩张:冠状动脉内径增宽,达 3.0～4.0 mm,冠状动脉与主动脉内径的比值介于 0.16～0.3。

(3)动脉瘤形成:冠状动脉局部内径达 4.0～8.0 mm,冠状动脉与主动脉内径的比值为 0.3～0.6。

(4)巨大动脉瘤:冠状动脉内径>8.0 mm,冠状动脉与主动脉内径的比值>0.6(图 6-39)。

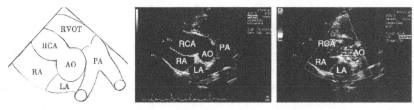

图 6-39　大动脉短轴切面显示右侧冠状动脉瘤样扩张,

彩色多普勒显示扩张的右侧冠状动脉内丰富的血流信号

LA 左心房;RA 右心房;PA 肺动脉;AO 主动脉;RCA 右冠状动脉;RVOT 右心室流出道

(二)彩色多普勒超声心动图

在扩张的瘤体内可探及花彩血流信号,血流缓慢,可见涡流样改变。

(三)其他并发症

(1)冠状动脉瘤内血栓形成:在扩张的冠状动脉瘤内可见异常回声,较大者可引起管腔变窄。

(2)心肌梗死:若血栓脱落,可引起远端冠状动脉栓塞,发生心肌梗死。

四、鉴别诊断

本病需与冠状动脉瘘进行鉴别。冠状动脉瘘患者的冠状动脉为全程扩张,与心腔或大血管间有异常交通。而冠状动脉瘤没有相应的表现。

参 考 文 献

[1] 王翔,张树桐.临床影像学诊断指南[M].郑州:河南科学技术出版社,2020.

[2] 郑娜.实用临床医学影像诊断[M].青岛:中国海洋大学出版社,2020.

[3] 于广会,肖成明.医学影像诊断学[M].北京:中国医药科技出版社,2020.

[4] 曹阳.医学影像检查技术[M].北京:中国医药科技出版社,2020.

[5] 张洪涛.现代影像诊断与鉴别[M].北京:科学技术文献出版社,2020.

[6] 魏鑫.现代影像诊断与技术[M].天津:天津科学技术出版社,2020.

[7] 唐汐.实用临床影像学[M].天津:天津科学技术出版社,2020.

[8] 卞磊.临床医学影像学[M].北京:中国大百科全书出版社,2020.

[9] 姬慧娟.实用临床影像技术[M].天津:天津科学技术出版社,2020.

[10] 孙舒基.现代影像诊断与鉴别[M].天津:天津科学技术出版社,2020.

[11] 葛郁荣,李莎,闫继栋.医学影像新解[M].北京:中医古籍出版社,2020.

[12] 侯黎伟.实用医学影像与检验[M].长春:吉林科学技术出版社,2020.

[13] 刘健.影像诊断学研究[M].北京:中国纺织出版社,2020.

[14] 黄超.现代医学影像学[M].天津:天津科学技术出版社,2020.

[15] 杜辰.现代影像指南[M].北京:中国纺织出版社,2020.

[16] 苏慧东.现代临床影像学[M].天津:天津科学技术出版社,2020.

[17] 杜立新.精编影像技术与诊断[M].昆明:云南科技出版社,2020.

[18] 时长军.现代影像技术[M].哈尔滨:黑龙江科学技术出版社,2020.

[19] 蒋大卫.医学影像诊断常规[M].长春:吉林科学技术出版社,2020.

[20] 黄旭东.实用医学影像诊断学[M].天津:天津科学技术出版社,2020.

[21] 赵一平,袁欣.乳腺疾病影像诊断与分析[M].北京:科学出版社,2020.

[22] 张专昌.影像检查技术与临床诊断[M].天津:天津科学技术出版社,2020.

[23] 宋刚.消化系统疾病影像诊断[M].沈阳:沈阳出版社,2020.

[24] 任悠悠.医学影像学诊断精要[M].南昌:江西科学技术出版社,2020.

[25] 赵丽娜.新编医学影像基础与诊断[M].昆明:云南科学技术出版社,2020.

[26] 汪云.现代影像诊断学精粹[M].上海:上海交通大学出版社,2020.

[27] 郎国华.现代实用医学影像学[M].天津:天津科学技术出版社,2020.

[28] 曹代荣,陶晓峰,李江.头颈部影像诊断基础[M].北京:人民卫生出版社,2020.

[29] 岳庆红.实用影像学基础与实践[M].北京:科学技术文献出版社,2020.

[30] 王宝剑.医学影像技术与临床诊断[M].哈尔滨:黑龙江科学技术出版社,2020.

[31] 王玉理.临床影像学诊断精要[M].天津:天津科学技术出版社,2020.

[32] 张丽萍.临床影像医学新进展[M].天津:天津科学技术出版社,2020.

[33] 赵常花.实用影像检查操作技术[M].长春:吉林科学技术出版社,2020.

[34] 翟宁.影像学基础与诊断要点[M].北京:科学技术文献出版社,2020.

[35] 张晓玲.实用医学影像诊断学[M].沈阳:沈阳出版社,2020.

[36] 高长泰,张仁德,陈建梅,等.CT及磁共振多种序列综合诊断颅内巨大胆脂瘤一例[J].实用医学影像杂志,2020,21(3):334-335.

[37] 刘佳鹏.对比CT与MRI两种影像学检查方法在诊断脊柱外伤中的临床价值[J].中国医药指南,2020,18(17):70-71.

[38] 邢友全.磁共振功能成像在脑梗死诊断中的应用价值[J].医疗装备,2020,33(4):199-200.

[39] 余梁,胡茂能,刘亚,等.数字X线成像联合双能量减影技术诊断尘肺病的临床应用探讨[J].蚌埠医学院学报,2020,45(3):378-381.

[40] 齐阿荣,王川,孙丽华,等.胸部双能X线摄影中运动伪影的影响因素[J].中国医学影像技术,2020,36(7):1080-1083.